中国博士后科学基金第54批面上资助一等项目

（项目资助号：2013M540006）

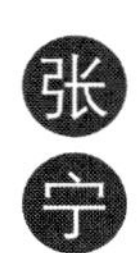

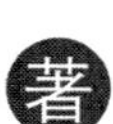


# 在毒品抑或药物背后

ZAI DUPIN YIHUO YAOWU BEIHOU

## ——基于社区戒毒药物维持治疗门诊的实证研究

— JIYU
— SHEQUJIEDU
— YAOWU
— WEICHI
— ZHILIAO
— MENZHENDE
— SHIZHENG
— YANJIU

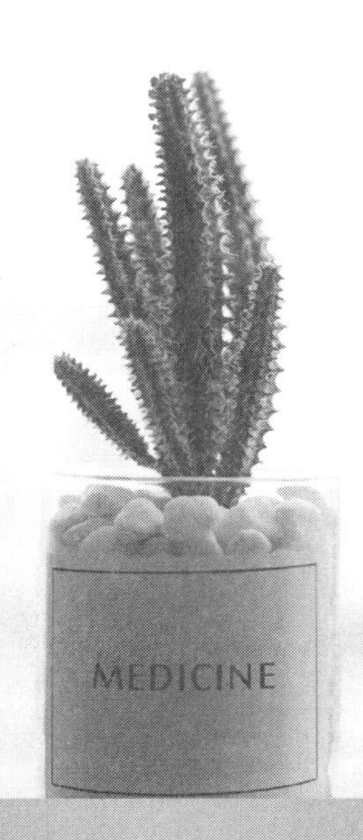


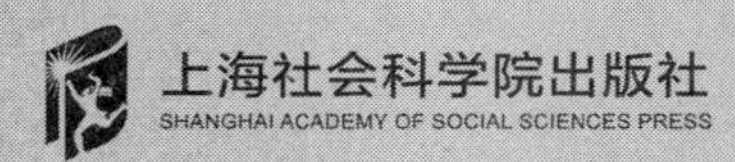

# 前　言

2003年，卫生部牵头印发《海洛因成瘾者社区药物维持治疗试点工作暂行方案》，并确定贵州、云南、四川、浙江、广西五省区的8家门诊为海洛因成瘾者社区药物维持治疗首批试点单位，这标志着美沙酮维持治疗行动的开始。在结束了11年试点工作后，国家卫生与计划生育委员会于2014年牵头出台《戒毒药物维持治疗管理办法》，2015年出台《戒毒药物维持治疗机构基本要求》《戒毒药物维持治疗延伸服药点基本要求》《戒毒药物维持治疗方案》，2016年出台了《关于加强戒毒药物维持治疗和社区戒毒、强制隔离戒毒、社区康复衔接工作的通知》，2017年修订了《阿片类物质使用相关障碍诊断治疗指导原则》，2018年出台了《关于加强戒毒医疗服务工作的意见》等，这一系列政策变迁逐渐探索出了符合中国特色的医疗化戒毒实践之路。历经近20年戒毒药物（美沙酮）维持治疗实施过程中这一代表性的医疗化戒毒措施治理效能如何，遇到了哪些问题，特别在禁毒行动一刻都不能放松的西北地区，戒毒药物（美沙酮）门诊的开设运行情况如何等，是本项研究关注的缘起。

本研究项目以甘肃省城市和乡村中开设的三家戒毒药物（美沙酮）门诊维持治疗行动作为研究对象，深入实地描述参加美沙酮门诊服药人群与医护人员的互动情况与各自感受，分析入组数、保持率、脱失原因等关键指标性数据背后所隐喻的社会文化因素，研究在维持治疗行动特殊医患关系中服药者、医护者的各自应对策略，研究服药者前后多次自我矛盾的病痛叙述对维持治疗行动中医患关系和戒毒效能的影响。笔者希望通过这一研究可以为我国戒毒药物（美沙酮）门诊维持治疗行动作一次有益的探索，也期待读者的批评指正。

# 目　录


**第一章　绪论** …… 001
第一节　问题的提出 …… 003
第二节　研究意义及创新 …… 011
第三节　研究对象及背景 …… 016
第四节　研究资料与方法 …… 018
第五节　理论准备及研究建构 …… 020
第六节　基本观点 …… 024

**第二章　学术史回顾** …… 027
第一节　经典理论回溯 …… 030
第二节　戒毒治疗和美沙酮维持治疗的社会学和人类学研究 …… 033
第三节　戒毒医疗化与医疗化戒毒行动研究 …… 036

**第三章　美沙酮与美沙酮维持治疗** …… 039
第一节　美沙酮简史 …… 041
第二节　美沙酮维持治疗的演变与沿革 …… 044

**第四章　美沙酮维持治疗行动：世界与中国的实践** …… 047
第一节　“勾勒姆医生”之困与美沙酮维持治疗争议 …… 049
第二节　美沙酮维持治疗行动在中国 …… 059
第三节　甘肃省的美沙酮维持治疗行动 …… 064

**第五章 城市社区中和乡土寺坊间的美沙酮门诊及其维持治疗行动** …… 077
第一节 两市州三区县市的美沙酮门诊及其维持治疗情况 …… 079
第二节 都是谁来？——服药人群素描 …… 081
第三节 何以脱失？——美沙酮维持治疗的效应几何 …… 085
第四节 至关重要的保持率——数据背后的博弈 …… 090
第五节 复杂且特殊的医患关系——无奈与不满 …… 092

**第六章 分析与讨论** …… 097
第一节 服药者前后自我矛盾的病痛叙述及以此展开的治疗策略 …… 099
第二节 门诊情境下的特殊医患关系 …… 101

**参考文献** …… 104

**附　录** …… 115
一、有关文件、政策 …… 115
二、历年《中国禁毒报告》内容节选 …… 192

**后　记** …… 200

1

# 第一章　绪　　论

## 第一节　问题的提出

法国大文豪维克多·雨果在其《悲惨世界》(1862年)中曾提出:“将来人们会把犯罪看作一种疾病,由一批特殊的医生来医治这种病。医院将取代监狱。”在这本家喻户晓的世界名著《悲惨世界》中提出的美好愿景,在经历了150多年后人类社会跨越发展和科技巨大进步的当今世界,特别是人类在克服毒品成瘾和药物滥用顽疾的努力过程中,我们实现或接近维克多·雨果提出的完美梦想了么!

在克服毒品成瘾和药物滥用方面,人们在不断地探索。产生于第二次世界大战时期由德国化学家研制并在德军中大量使用,战争结束后被美国称为美沙酮(Methadone)的鸦片类制品成为20世纪50年代至今广受关注和争议的毒品抑或药物问题。关注与争议的缘由是曾被英国化学界称为神奇药物的海洛因的成瘾和滥用问题,百年来特别是第二次世界大战结束后七十余年来对世界各国社会、经济、政治等方方面面造成的深刻影响。医学家、自然科学家和社会科学家为了揭示人类成瘾性的秘密,均付出了大量的时间和精力,但成瘾性的复杂秘密即使在科技如此发达的今天,仍然需要继续探索和求证。海洛因的成瘾和滥用以及对其的治理问题是人类社会对毒品成瘾和滥用顽疾最为典型代表性的应对案例,反映出治理海洛因成瘾和滥用的办法对策不断更新以及与之相伴的治理困境。而美沙酮(在中国台湾地区称为美沙冬)及其美沙酮维持治疗就是上述办法对策与困境重重的矛盾集中代表者,当然在当今现实语境和时代背景下美沙酮维持治疗还被视为预防艾滋病在静脉注射海洛因人群中传播的有力行为干预工具。无论美沙酮维持治疗在应对海洛因成瘾和预防艾滋病传播中扮演多么重要的角色或作用,这些都为美沙酮维持治疗带来了可供讨论研究的多层、多维角度,并由此来检讨人类社会在应对毒品成瘾和药物滥用过程中的逻辑和策略。

在美国、加拿大、澳大利亚、英国和中国香港地区使用美沙酮维持治疗来应对海洛因成瘾和滥用问题由来已久,中国、印度、马来西亚、印度尼西亚、南非等在面对艾滋病快速传播的现实压力下陆续从21世纪初正式的规模的推动美沙酮维持治疗行动在本国或本地区实行。而不接受美沙酮维持治疗的俄罗斯和大部分阿拉伯国家也各有自己的原因。最初作为吗啡代替品的美沙酮的功能随着时代背景和社会变迁也发生着镇痛—戒毒—防艾三个阶段性的变化。

在中国，美沙酮正式步入公众视野是在进入21世纪后，之前美沙酮仅作为一种戒毒选用药物在各省部分具有授权资质开展戒毒治疗的定点医院进行小规模使用，当然这一时期知道美沙酮的群体也主要集中在海洛因成瘾者、戒毒公安司法部门、戒毒卫生医疗部门等，对于普通公众来说，美沙酮仍然非常神秘或只知道它是一种抗癌的镇痛麻醉剂。2001年，中国政府在《中国遏制与防治艾滋病行动计划（2001—2005年）》中首次提出："可以在社区医疗机构中进行吸毒人员药物治疗试点工作。"标志着美沙酮及其维持治疗逐步走上了我国防艾禁毒行动的前台，而防治艾滋病传播在静脉注射海洛因人群中的独特作用和现实意义是美沙酮维持治疗得以正式在国内规模实施的最大推动原因。此后中国政府于2003年专门出台《海洛因成瘾者社区药物维持治疗试点工作暂行方案》，又于2006年出台《滥用阿片类物质成瘾者社区药物维持治疗工作方案》。"截至2014年2月28日，全国28个省（自治区、直辖市）共设有763个美沙酮门诊，其中包括29辆流动服药车。全国在治人数为199 597人，全国在治人员年保持率为77.8%。"①根据2019年11月公布的《2018年中国禁毒报告》："截至2017年底，全国29个省（自治区、直辖市）共设立了762个戒毒药物维持治疗门诊，在治人员14.7万人，年保持率83.8%。全国共有戒毒医疗机构（含综合医院的戒毒治疗科室）343个，年接诊量60万人次。"

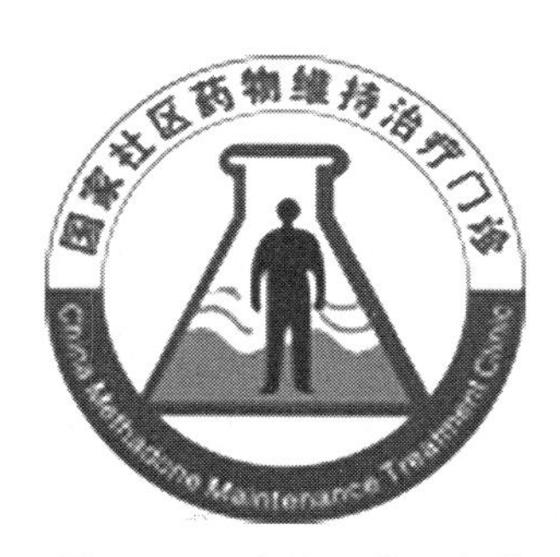

**图1.1　国家社区药物维持治疗门诊的标志**

联合国副秘书长兼联合国艾滋病规划署执行主任米歇尔·西迪贝博士在2014年3月1日，即世界艾滋病零歧视日前夕来华参加有关活动中提到中国的美沙酮维持治疗时说："已开展世界上最大规模的美沙酮替代治疗，极大降低了注射感染的几率。"②新华社北京2014年7月6日电，中共中央、国务院近日印发了《关于加强禁毒工作的意

① 《全国艾滋病性病疫情及主要防治工作进展(2014年2月)》,《中国艾滋病性病》2014年第2期。
② 《联合国高官盛赞中国防治艾滋病成就》，2014年2月28日，http://news.xinhuanet.com/world/2014-02/28/c_119558227.htm。

全国滥用阿片类物质成瘾者社区药物维持治疗工作
2009-2010年度优秀门诊
国务院防治艾滋病工作委员会办公室
二○一○年十二月

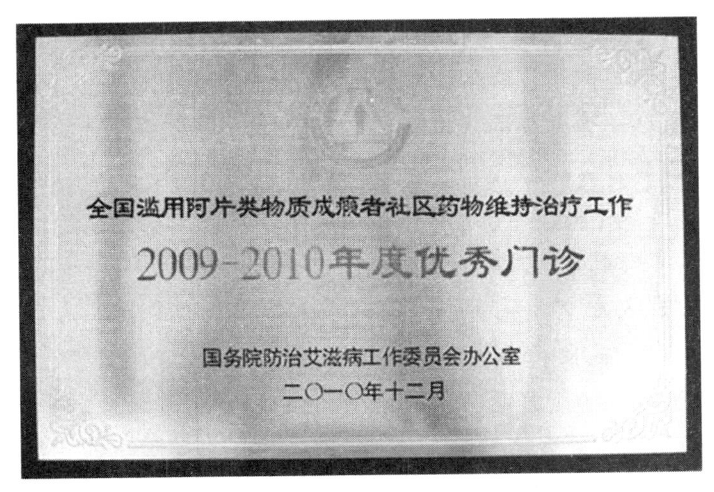

图 1.2　获得优秀门诊的奖牌

见》中提出："要创新吸毒人员服务管理。大力加强自愿戒毒工作，全面推进社区戒毒、社区康复工作，规范强制隔离戒毒工作，研究完善戒毒康复场所管理体制，扩大戒毒药物维持治疗覆盖面，提高戒毒实效。"2012 年 11 月 30 日上午，在第 25 个世界艾滋病日到来之际，中共中央总书记习近平来到北京市社区药物维持治疗第七门诊部时指出："防治艾滋病是一个复杂的医学问题，也是一个紧迫的民生问题、社会问题，需要全民参与、全力投入、全面预防。要从个人健康、家庭幸福、社会和谐的角度，看待艾滋病防治工作。"[①]以上多个材料表明，中国政府在今后的时期里利用美沙酮维持治疗及美沙酮门诊用于防艾禁毒的态度非常明确。

另外一些材料和研究发现又表明，中国的美沙酮维持治疗在取得巨大成绩的同时，又面对着重重发展挑战。云南省药物依赖防治研究所张锐敏对我国当前药物滥用的现状进行了全面深刻理性的分析："从法律层面讲，目前我国关于禁毒戒毒的法律法规和政策虽然较为完善和系统，但在戒毒实践中其戒毒模式、戒毒方法和戒毒经验等仍存在有一些空白和不足，面临诸多的挑战。如：重治疗显性吸毒者而轻治疗隐性吸毒者，强调成瘾后的惩治而忽视成瘾前的干预，治疗对象主要以阿片类物质成瘾者为主，缺乏针对合成毒品滥用的治疗机构和干预模式及方法，现有强制隔离戒毒容量和覆

① 李斌：《"全社会都要用爱心照亮他们的生活"——习近平在北京市参加世界艾滋病日相关活动纪实》，《人民日报》2012 年 12 月 1 日第 1 版。

盖面有限，医疗戒毒机构趋于萎缩，美沙酮维持治疗作用单一和覆盖面有限，社区戒毒和社区康复有待探索，地下戒毒场所和非法戒毒药物泛滥，研究创新欠缺、队伍建设不足和学术水平低下。”①新华网在 2014 年 6 月 25 日以《阳光与荆棘并存：中国开展美沙酮维持治疗禁毒防艾十年》②为题，报道了开中国美沙酮维持治疗试点先河的云南省 10 年来的维持治疗情况，报道中提道：“为了降低高危人群的艾滋病感染率，中国自 2004 年还启动了针对吸毒人群的社区美沙酮维持治疗措施。2004 年开展试点至今，美沙酮维持治疗在减少毒品需求、降低治疗病人中艾滋病病毒新发感染率、减少高危行为等方面成效明显，愈加走向光明，当初的质疑声正逐渐减弱。其中，位于西南边疆的云南省开展该工作 10 年来，累计已有 13.8 万人次参加治疗。但专家表示，这仅仅是禁毒防艾持久战的一小步。从云南及全国的情况看，美沙酮维持治疗仍面临一些地区门诊尚未覆盖、门诊病人合并滥用苯丙胺类药物等挑战。”另在宁夏银川 2014 年 7 月 3—4 日召开的“社区药物维持治疗工作 2014 年专题研讨会”上，“为解决社区药物维持治疗工作中存在的问题，促进维持治疗工作的进一步健康发展，制定出可行的解决办法，吴尊友主任报告了全国社区药物维持治疗的工作进展及面临的挑战。李建华所长从成瘾医学的角度，对治疗人员治疗期间偷吸毒品的问题给予了科学的分析。与会代表围绕目前工作中存在的治疗人数下降、部分地区基层部门间配合不力、治疗人员治疗期间偷吸毒品较为普遍等问题进行了深入讨论。吴尊友主任在研讨会闭幕时指出，国家级工作组秘书处将按照国家级工作组的要求，认真梳理与会代表提出的问题和建议，制定出切实可行的工作计划”。③

而在 2005 年 11 月下旬由清华大学法学院举办的一次“艾滋病立法防治听证会之关于吸毒行为的性质与替代疗法”④的听证会上，包括国内医学和社会科学领域权威专家关于美沙酮维持治疗及针具交换作为防艾干预工具的辩论举证，时至今日仍然值得相关研究者和实务部门深思。那次颇具学

① 张锐敏：《我国药物滥用防治工作现状分析及未来策略思考》，《中国药物滥用防治杂志》2013 年第 2 期。

② 《阳光与荆棘并存：中国开展美沙酮维持治疗禁毒防艾十年》，http://news.xinhuanet.com/local/2014-06/25/c_1111306376.htm。

③ 《社区药物维持治疗工作 2014 年专题研讨会在银川市召开》，http://ncaids.chinacdc.cn/fzdt/zxdd/201407/t20140721_99761.htm。

④ http://www.tsinghua.edu.cn/publish/news/4205/2011/20110225231703125119858/20110225231703125119858_.html 和 http://news.sina.com.cn/o/2005-11-30/16167583073s.shtml。

术辩证意味的立法听证会后，2006年国务院出台的《艾滋病防治条例》中第二十七条提出："县级以上人民政府应当建立艾滋病防治工作与禁毒工作的协调机制，组织有关部门落实针对吸毒人群的艾滋病防治措施。省、自治区、直辖市人民政府卫生、公安和药品监督管理部门应当互相配合，根据本行政区域艾滋病流行和吸毒者的情况，积极稳妥地开展对吸毒成瘾者的药物维持治疗工作，并有计划地实施其他干预措施。"该条例中涉及举办美沙酮门诊的措辞极为慎重和小心，国家对开展这一具有高度敏感性质的药物维持治疗工作，可以看出是开出了前后限定条件的。2008年施行的《中华人民共和国禁毒法》在第五十一条中提出："省、自治区、直辖市人民政府卫生行政部门会同公安机关、药品监督管理部门依照国家有关规定，根据巩固戒毒成果的需要和本行政区域艾滋病流行情况，可以组织开展戒毒药物维持治疗工作。"2011年施行的《戒毒条例》在第二章自愿戒毒中对美沙酮维持治疗有专门表述，即第十二条："符合参加戒毒药物维持治疗条件的戒毒人员，由本人申请，并经登记，可以参加戒毒药物维持治疗。登记参加戒毒药物维持治疗的戒毒人员的信息应当及时报公安机关备案。""戒毒药物维持治疗的管理办法，由国务院卫生行政部门会同国务院公安部门、药品监督管理部门制定。"2012年颁布的《中国遏制与防治艾滋病"十二五"行动计划》对美沙酮维持治疗要达到的目标和工作任务的表述为："登记在册阿片类物质（主要指海洛因）成瘾者500人以上的县（市、区）建立戒毒药物维持治疗门诊及其延伸服药点，为70%以上符合条件的成瘾者提供戒毒药物维持治疗服务；参加戒毒药物维持治疗人员艾滋病年新发感染率控制在1%以下；静脉注射吸毒人群共用注射器具比例控制在15%以下。""开展对吸毒人群的综合干预，扎实推进戒毒药物维持治疗工作，减低艾滋病和毒品的危害。在继续依法打击贩毒吸毒违法犯罪行为的同时，卫生、公安、司法、食品药品监管等部门要密切配合，将预防艾滋病经吸毒传播与贯彻落实《中华人民共和国禁毒法》《戒毒条例》相结合，加强综合干预，进一步扩大戒毒药物维持治疗工作的覆盖面。依托戒毒药物维持治疗门诊，建立延伸服务点，提高服务的可及性。建立强制隔离戒毒、社区戒毒、社区康复和戒毒药物维持治疗之间的衔接机制，积极探索在社区戒毒和社区康复场所内开展戒毒药物维持治疗工作，做好强制隔离戒毒人员出所后向戒毒药物维持治疗机构的转介工作。加强戒毒药物维持治疗的规范化管理，提高服务质量。要根据当地实际情况，探索建立减免费用等激励机制，加强对服药人员的管理和综合服务，提高维持治疗保持率，确保治疗效果。在戒毒药物维持治疗难以覆盖的地方，继续开展清洁针具交换工作。”

可见在讨论中国的防艾禁毒工作及其问题研究时，美沙酮维持治疗行动是一个绕不开的议题，可以说涉及吸毒这一高风险人群的干预行动，对美沙酮维持治疗行动的研究就显得重要和有现实意义。根据国家有关部门研究制定的现阶段以及未来的一定时期内利用美沙酮维持治疗在防艾禁毒工作中的任务部署，特别是在2017年初颁布的《国务院办公厅关于印发中国遏制与防治艾滋病“十三五”行动计划的通知》中对戒毒药物维持治疗给予了重要表述和工作任务部署。对已开展一定时期的美沙酮门诊及其维持治疗行动的研究是当下最为迫切和重要的，当下的工作是梳理讨论问题，找到解决办法，提出可行性建议，继而推动影响决策。

综上所述，对美沙酮及其维持治疗的学术研究与其在现实生活中受到高度关注，同样也备受学人们的青睐，反映在具体研究成果中大致集中在公共卫生、药理学、临床医学、护理学、药物滥用、药物依赖、药物成瘾、心理学、伦理学、社会工作、毒品犯罪研究等学科。而在社会学、人类学研究领域中，国内现有研究成果较少但在逐渐增多，国外研究成果相对较多且大部分集中在英语文献中。

美沙酮①维持治疗是对海洛因成瘾者以口服盐酸美沙酮溶液方式进行戒毒进而预防、监测、检测艾滋病、丙肝、梅毒等传染性疾病的一种干预措施，直接目的是，期望达到吸食海洛因成瘾者逐步放弃对海洛因的依赖转而以美沙酮替代并进行长期的服用治疗。依据美沙酮的药理学特性其延伸出的现实作用，包括禁阻艾滋病病毒在海洛因成瘾者间或成瘾者向一般人群传播，使坚持维持治疗的海洛因成瘾者减少对海洛因的需求，降低犯罪发生率，并使成瘾者逐步恢复一些社会功能，最终返回社会。一个并不复杂的临床治疗原理的医学技术，截至当前却经历了50多年的使用和争议过程，且一

① 美沙酮(Methadone)为吗啡的衍生物，诞生于第二次世界大战中德国化学家的实验发明，被用来替代因同盟国对德国重要物资禁用过程中吗啡的短缺。战争结束后美沙酮及其发明者被美国军队获得和控制，在经历了几年的秘而不宣后于1949年由美国正式对外宣布一种叫美沙酮麻醉品的存在。因其具有镇痛功能被广泛用于癌症的临床治疗中。“二战”后建立起来的世界卫生组织很快就将美沙酮列为受严格管制类的麻醉品，在其后1961年的《麻醉品单一公约》中再次确认。我国的相关法规和定期公布的《麻醉药品品种目录》也将其列为严格管制的麻醉品。以上国内外历史说明了美沙酮具有毒品与药物之间的双重身份，这也是美沙酮维持治疗长期争议不断埋下了伏笔。

直在使用中存争议、在争议中又使用这样一种现象。涉及美沙酮维持治疗或替代治疗的议题时，在所有已开展美沙酮治疗项目的国家均对这一敏感性戒毒治疗技术保持着高度的关注和不断的评估。

较早推行有美沙酮维持和替代治疗项目的国家和地区以美国、英联邦国家（英国、澳大利亚、加拿大等）和中国香港地区为例，也是依据各自的政治、经济、文化、社会等综合因素，制定有关具体治疗规则，且治疗行动是一个逐步摸索、认识、调整、改进的过程。肇始于20世纪50年代末期北美地区加拿大不列颠哥伦比亚省温哥华市和20世纪60年代初期美国纽约市的美沙酮维持治疗医学实验，把在瘾君子圈中美沙酮与海洛因之间的隐秘关系以一种循证医学治疗的方式呈现给了世人。美国尼克松总统执政时期通过相关法令在联邦政府层面全面推行美沙酮治疗海洛因成瘾行动，实质上完成了美沙酮维持治疗科学实验到大规模临床应用的转化医学形式。英国政府素有毒品医学治疗的传统，对美沙酮维持治疗持默认态度，香港地区也在20世纪70年代引进了美沙酮维持治疗项目。此外禁止美沙酮维持治疗的国家中以俄罗斯为例，对美沙酮维持治疗根本不屑一顾，认为用一种毒品来克服另一种毒品的姑息治疗思路是完全错误的。在国际层面，世界卫生组织、联合国艾滋病规划署、联合国毒品与犯罪问题办公室三方基本形成了一定共识并达成了一致立场，即三方共同发表了《处理鸦片类物质依赖和预防艾滋病病毒/艾滋病方面的替代性维持疗法：立场文件》（2004年）。

中国的美沙酮治疗缘于20世纪80年代中后期西南边疆区域的毒品（海洛因）和艾滋病的快速传播之势，一些研究人员深入中缅边境毒情和疫情高发严重的云南省德宏州的陇川、瑞丽、潞西等县进行流行病学的调查。随着毒情向内地其他省份的扩散，对海洛因成瘾者的清洁针具交换和药物戒毒及医学治疗提上日程，在毒情严重省市的一些指定医疗机构开始进行美沙酮替代递减脱毒治疗。1993年，卫生部出台了《阿片类成瘾常用戒毒疗法的指导原则》，首选美沙酮进行戒毒（脱毒）治疗，并开始在部分地区的吸毒人群中开展美沙酮维持治疗试点工作。需要说明的是，在20世纪后20年的时间里，美沙酮治疗使用仅限在专门的戒毒医疗机构中并针对海洛因成瘾者的脱毒治疗阶段，维持治疗没有大规模的正式开展。2001年《中国遏制与防治艾滋病行动计划（2001—2005年）》中首次正式提出："可以在社区医疗机构中进行吸毒人员药物治疗试点工作。"2006年《艾滋病防治条例》、2008年

《禁毒法》、2011 年《戒毒条例》、2014 年《中共中央关于加强禁毒工作的意见》等都明确了美沙酮维持治疗在禁毒防艾中的功能，并于 2014 年底国家卫计委、公安部、国家食药监总局三部委联合出台《戒毒药物维持治疗管理工作办法》，标志着美沙酮维持治疗的建制设计阶段性完成。在第二十八个国际禁毒日来临之际，国家卫计委发布权威信息显示："截至 2015 年 4 月底，全国 28 个省(区、市)共设立 767 个戒毒药物维持治疗门诊，有 19 万人正在接受美沙酮维持治疗。10 年来，已累计减少海洛因使用大约 100 吨，减少毒资交易约 650 亿元。通过戒毒药物维持治疗有效遏制了艾滋病病毒在阿片类物质成瘾者中的传播，治疗人员的艾滋病病毒新发感染比例从 2006 年的 0.95%下降到 2014 年的 0.12%，共避免了约 1.5 万名阿片类物质成瘾者感染艾滋病病毒。"①

参考世界卫生组织与有关联合国专门组织联合编写出版的《技术指南：对艾滋病预防、治疗及静脉注射吸毒者护理的全面可及国家目标制定》(2009 年)和澳大利亚政府资助出版并经北京大学中国药物依赖性研究所翻译的《美沙酮与丁丙诺啡治疗指导手册》(2010 年)，结合我国卫生部门修订的《阿片类药物依赖诊断治疗指导原则》(2009 年)、《社区美沙酮维持治疗门诊吸毒人员艾滋病综合干预指导手册》(2011 年)、《戒毒药物维持治疗机构基本要求》(2015 年)、《戒毒药物维持治疗方案》(2015 年)的规定要求，在中国美沙酮维持治疗基本治疗情境要素包括具有资质的医疗承办机构、具有资质的医护人员、食药监部门配备的美沙酮口服液、符合维持治疗条件的海洛因成瘾者、公安机关对维持治疗人员信息的备案、开展对海洛因成瘾者艾滋病、丙肝、梅毒检测和心理干预行动等。

美沙酮维持治疗及其门诊所处的情境场域与一般卫生医疗及其场所具有较大差异，使得美沙酮维持治疗中的医患关系和病痛叙述呈现出一定的特殊性，这样的异质于传统医患关系和病痛叙述模式的医治情境基础上美沙酮维持治疗行动，给学界讨论医患关系、医疗技术的社会文化适应性等议题提供了新的纬度。基于上述背景，本项研究以在西北的甘肃省城乡地区开办的三家社区药物(美沙酮)维持治疗门诊作为研究对象，试图深入观察门诊的日常维持治疗行动的诸多细节，在此基础上探讨如门诊内的医患关

---

① 国家卫健委官网：http://www.nhc.gov.cn/xcs/zxfb/201506/f2bd445f5ec04085adb9b84d995cb22b.shtml。

系、影响门诊医治环境的社会文化背景、海洛因成瘾者的病痛叙述及维持治疗技术的社会文化适应性等问题，并通过案例的研究对当前我国戒毒药物维持治疗的有关策略提出思考。

美沙酮维持治疗研究关注治疗行动的结果和效果，但对引起的结果和效果问题的关注和探讨还需进一步加强和给予深入分析回应。本项研究就是着眼于对维持治疗行动过程中的一系列问题进行观察和描述，试图分析和解释当今在中国西北多民族聚居城乡地区美沙酮维持治疗行动中的医患关系、运行机制、核心考核指标等诸多因素共同作用下的美沙酮门诊现状，讨论“事情是怎样发生”的机制研究和运行逻辑，以及分析个体行为。

本项研究以毒品治理工作一刻都不放松的西北地区甘肃省（全省吸毒人员中九成吸食海洛因）城乡三家美沙酮门诊的戒毒药物维持治疗行动作为研究对象，参与观察和深描门诊中医护人员、服药人群两大治疗行动主角，并辅以深度访谈有关公安民警（基层管片民警、戒毒所民警、负责禁毒民警），药监工作人员，戒毒药物维持治疗省级工作组、秘书处暨省卫健委疾控处及省疾控中心负责人员、专家等，调查分析美沙酮维持治疗和美沙酮门诊日常运行状况。通过三家门诊的日常运行和服药人群与医护人员互动的民族志研究，本研究深描出美沙酮门诊的戒毒治疗故事。2020 年 6 月 15 日，甘肃省禁毒委在通报全省禁毒工作时提出：“省禁毒委在调研基础上全力推进美沙酮药物维持治疗，扩大覆盖面，今年内美沙酮门诊将达到 46 个，服药点达到 34 个，今年内新增办 20 个门诊。”在甘肃省美沙酮维持治疗步入新阶段和新形势之际，在门诊民族志基础上，讨论思考医疗化戒毒措施——戒毒药物维持治疗在新时代中国特色的国家毒品（戒毒）治理体系和能力现代化与戒毒效能的问题，以及美沙酮维持治疗发展趋势与行动策略。

## 第二节 研究意义及创新

### 一、研究意义

1. 学术意义

关于药物依赖、药物成瘾、药物滥用及艾滋病干预的研究一直以来都为社会学家和人类学家关注。社会学、人类学研究涉足禁毒防艾领域源于学科应用研究范围的扩展和延伸，也是跨学科研究兴起后社会科学与医学交叉研究的一个重要交集领域。医学社会学、越轨社会学、医学人类学、应用人类学等研究均有典型案例。

艾滋病问题不仅仅是一个医学问题，更是一个社会问题的共识现已被学界和实务工作部门的大多数人所认可和接受，认可和接受的基础来源于对防治艾滋病过程的不断体认。疾病背后的社会、经济、文化甚至政治因素对疾病的发生和传播都起到了巨大影响作用。美国批判的医学人类学派著名代表人物包括：康涅狄格大学（University of Connecticut）人类学系（the Department of Anthropology）兼耶鲁大学（Yale University）艾滋病跨学科研究中心（Center for Interdisciplinary Research on AIDS）莫瑞·辛格①（Merrill Singer）教授和哈佛大学（Harvard University）医学院（Medical School）全球卫生与社会医学系（the Department of Global Health and Social Medicine）的保罗·法默②（Paul Farmer），他们都分别指出在静脉注射毒品的瘾君子圈内和加勒比地区国家——海地共和国通过性途径而感染艾滋病病毒的人群中，艾滋病背后所反映出的正是社会、经济、政治地位的不平等和等级分层差别，艾滋病的传播按照以上路径悄然蔓延开来。被称为“怪病”的艾滋病的社会文化符号意义被清晰地凸显出来。

进入21世纪后，我国人文社会科学学人对快速传播的毒品和艾滋病趋势及其所引起的高风险行为和干预行动发出了本学科自己的声音，包括：北京大学邱泽奇教授、刘能教授、郭金华博士，中国人民大学潘绥铭教授、刘谦博士、富晓星博士，上海社会科学院夏国美研究员，清华大学景军教授，浙江大学庄孔韶教授，中国社会科学院翁乃群研究员，中国性病艾滋病防治协会兼卫生部疾病预防控制专家委员会艾滋病与性病防治分委会委员李楯教授，青岛大学医学院兼卫生部疾病预防控制专家委员会艾滋病与性病防治分委会委员张北川教授，中国社会科学院罗红光研究员，南京大学邵京教授，河南中医学院高耀洁教授，中共中央党校靳薇教授，四川省社会科学院

① Merrill Singer and Hans Baer *Critical Medical Anthropology*. Amiytyville, New York: Baywood Publishing Co., 1995. Merrill Singer (Ed.) *The Political Economy of AIDS*. Amityville, New York: Baywood Publishing Co., 1997.

② P. Farmer. *AIDS and Accusation: Haiti and the Geography of Blame*. Berkeley (CA): University of California Press. 1992.

王曙光博士，中央民族大学张海洋教授和侯远高博士，云南大学沈海梅教授，新疆师范大学崔延虎教授等，通过各自的调查研究，深入探讨艾滋病传播的社会文化背景和有关高风险人群的社会行为特征，在大量事实基础上证明艾滋病问题的社会属性，决定了其需要社会性的治理方式参与其中，社会科学界与医学界必须联手共同应对危机与挑战。

社会学、人类学关注毒品和艾滋病问题正是在以上社会大背景下，逐渐进入学人们视野中的。庄孔韶指出："当我们不断地丰富自身的田野经验以后，就会发现在把握艾滋病防治工作新态势之时，人类学理论对那些特定的高危人群的防治工作有其明显的应用性成效，也是发展现代人类学的不可多得的契机。"①景军认为："艾滋病是困扰农村人口的一个重大问题，中国农村的特质决定了中国的艾滋病与乡土文化有着密切的关系。艾滋病问题不仅仅是贫困问题，还是一个文化问题。"②"中国艾滋病流行现状和将来潜在的灾难性威胁迫切需要人类学研究以及中国自己的人类学者。相信人类学家和其他定性研究的社学科学家去关注艾滋病问题是势在必行的。"③翁乃群提出："加强质性研究，深入探索其中复杂的、多方面的、结构性和非结构性的原因，是实事求是、因地制宜做好艾滋病防治工作的重要前提。"④潘绥铭也提出："在国际范围内，人们在从医学视角转化到公共卫生视角再转化到（个体）行为学视角的长期实践之后，终于认识到艾滋病传播中的社会文化因素的重要性，终于开始以社区这个社会文化的细胞为基础来推动防治工作，总结为'以社区为基础（community-based）的艾滋病防治'的发展方向。"⑤

综上所述，本项研究侧重在实地研究中采用参与观察、深入访谈、问卷调查、集体座谈等研究方法，突出对案例的描述和分析，试图通过上述研究方法最大限度地把所观察到的美沙酮维持治疗行动和美沙酮门诊运营状况及其特殊的医患关系呈现出来，在大量描述性资料的基础上讨论医患之间的行动策略。

---

① 庄孔韶：《中国性病艾滋病防治新态势和人类学理论原则之运用》，《广西民族大学学报》（哲学社会科学版）2007年第1期。

② 景军：《艾滋病与乡土中国》，《市场与人口分析》2005年第2期。

③ ［美］李江虹：《论艾滋病综合流行现象和中美医学人类学》，林敏霞译，《广西民族学院学报》（哲学社会科学版）2006年第3期。

④ 翁乃群：《重新认识质性研究在当下中国研究中的重要性：以人类学应用研究为例》，《民族研究》2007年第6期。

⑤ 潘绥铭等：《中国艾滋病"问题"解析》，《中国社会科学》2006年第1期。

2014年，习近平总书记在听取全国禁毒工作汇报时指出："治理毒品问题，关键是抓住'人'这一核心要素，加强吸毒人员管理，扎实做好吸毒人员的管控、戒治、康复工作，让他们摆脱毒品、回归社会。"从毒品治理到健康治理来审视吸毒人员的医疗化戒毒行动需要聚焦"人"，即美沙酮门诊的服药者，以服药者的病痛叙述和医患关系两个研究工具综合研究，深描门诊的故事，进而分析维持治疗行动的现状、问题、挑战等。

本研究注重于戒毒效能与毒品治理体系和能力现代化。医疗化戒毒措施已得到国家法律和政策的背书，是国家毒品（戒毒）治理体系和能力的一个维度，通过美沙酮维持治疗行动观测医疗化戒毒措施的戒毒效能是有意义的。

本研究运用跨学科视角，全面审视以戒毒药物（美沙酮）维持治疗行动为代表的我国医疗化戒毒措施。国家毒品治理变迁近20年来体现出了对医疗化戒毒行动的肯定，视吸毒成瘾为慢性的脑疾病，采取多元的、以人为本、尊重个人权利的柔性方式对其治理，运用禁毒学、法学、社会学、人类学、公共管理、公共卫生、药物成瘾、历史学等学科知识跨学科研究价值大。

2. 现实意义

2020年6月发布的《2019年中国毒品形势报告》指出："截至2019年底，中国现有吸毒人员214.8万名，滥用海洛因80.7万名，占37.5%"，美沙酮维持治疗是针对海洛因成瘾人群而开展的医疗化戒毒措施。中国戒毒药物（美沙酮）维持治疗被联合国原副秘书长、联合国艾滋病规划署执行主任米歇尔·西迪贝博士称为："已开展世界上最大规模的美沙酮替代治疗，极大降低了注射感染的几率，这是非常了不起的成就。"在这一赞誉的背后是中国政府对海洛因成瘾人群医疗化戒毒措施的不断创新探索实践和坚定的禁毒决心，同时也是国家毒品治理体系和能力现代化的重要组成内容。

中国现已开展的美沙酮维持治疗行动在规模上已是世界上最大的，推行以来的成绩已被联合国艾滋病规划署和世界卫生组织等国际专业组织机构所肯定，国家已表明在近期和未来可预见的时期内继续推广美沙酮维持治疗和美沙酮门诊覆盖的计划。基于以上因素，运用社会学、人类学学科知识参与研究当前有关美沙酮维持治疗行动和美沙酮门诊的运行情况，通过本学科视角认识问题，并进一步在研究基础上试图提出相关研究建议和思考。

本项研究是一项实证研究，目的是通过所观察的美沙酮门诊来分析美沙酮维持治疗干预海洛因成瘾人群的现状与问题，研究具有很强的现实性和实践性。问题的指向来源于海洛因成瘾人群参与维持治疗行动的实际，其关注点在于参加维持治疗行动中的医患关系和行动策略。本项研究最大的实践意义在于向学界呈现出西北多民族聚居城乡社区中美沙酮门诊维持治疗干预行动的具体个案，这些个案虽然不能代表所有美沙酮维持治疗干预行动的面貌，但个案研究①的价值具有一定地域和一定类型美沙酮维持治疗行动的代表性。

## 二、研究创新

遵循研究的问题不要面面俱到、研究问题一定要在前人研究工作基础上进行等学术研究工作规范要求，在阅读前人研究文献和实地研究的基础上，本次研究的创新之处可归纳如下：

第一，借鉴医学人类学关于“病痛叙述”和医学社会学关于“医患关系”的理论，对美沙酮门诊维持治疗行动中特殊医患关系中服药人群的病痛叙述进行描述和分析，试图说明服药人群，前后多次自我矛盾的病痛叙述是美沙酮维持治疗中特殊医患关系的重要影响因素，维持治疗中的医患行动策略以此展开。

第二，从研究对象角度考虑，中国西北多民族聚居城乡社区中的美沙酮维持治疗行动通过质性研究方法的案例不多见，特别是对开设在穆斯林聚居地区的美沙酮门诊及其维持治疗行动的质性研究案例更少，所以需要对此问题给予回应和分析研究。

第三，研究病痛叙述和医患关系模型在美沙酮门诊特定情境下的特殊呈现。医学人类学的“病痛叙述”和医学社会学“医患关系模型”在美沙酮维持治疗情景下呈现特殊性，需要观察总结以丰富上述理论概念和模型。

第四，医疗化戒毒措施——美沙酮维持治疗在国家毒品治理体系和能力现代化中戒毒效能分析。既往研究较多关注维持治疗的有关数据指标性（保持率、脱失率）意涵，对从毒品（戒毒）治理体系和能力现代化角度分析研究其戒毒效能少见。

① 个案研究的学术意义和研究特点得到了学者们的肯定，例如：杨善华、孙飞宇：《作为意义探究的深度访谈》，《社会学研究》2005 年第 5 期；卢晖临、李雪：《如何走出个案——从个案研究到扩展个案研究》，《中国社会科学》2007 年第 1 期。

第五，研究戒毒药物维持治疗行动与社会组织合作在戒毒社会治理的新模式。美沙酮维持治疗发展趋势和戒毒效能的发挥与社会组织参与其中密不可分，门诊的给药治疗服务加上社会组织的心理、社会干预服务是维持治疗行动的趋势，也是社会化戒毒治理的组成部分和内容。

## 第三节　研究对象及背景

### 一、研究对象

本项研究选取西北多民族聚居城乡地区甘肃省的兰州市、临夏回族自治州两个市州的三个区县市的三个美沙酮门诊及其维持治疗行动中的医患关系，即兰州市七里河区疾控中心美沙酮维持治疗第一门诊、临夏回族自治州临夏市疾控中心美沙酮维持治疗门诊、临夏回族自治州广河县中西医结合医院（三甲集镇卫生院）美沙酮维持治疗门诊作为实地调查研究对象。

上述三个美沙酮门诊均位于多民族聚居的城乡社区这一情境下，七里河疾控中心第一美沙酮门诊开设在七里河区西湖街道茶叶市场内，西湖街道是七里河区多民族聚居密集度最高行政辖区之一，辖区内分布着大量穆斯林的固定居民和流动居民；临夏州临夏市疾控中心美沙酮门诊开设在临夏市汽车南站附近，临夏市南部地区是全市穆斯林主要聚居地区且流动人口较多；广河县中西医结合医院美沙酮门诊开设在三甲集镇沙家行政村，广河县为临夏回族自治州穆斯林聚居最为高度集中的一个县。

### 二、研究背景

研究对象所处的甘肃省位于中国的西北多民族聚居地区，主要有汉族、回族、藏族、东乡族、撒拉族、保安族、裕固族、维吾尔族、满族等。甘肃省位于祖国西北内陆地区，因历史和自然条件限制等综合原因，经济发展水平落后于其他兄弟省份。甘肃自古就是一个历史厚重、民族交往频繁、连接东西南北的交通中枢地区，所以多民族聚居特别是汉族、回族、藏族、东乡族、撒拉族、保安族、裕固族、蒙古族、维吾尔族、满族等民族和谐共居是甘肃省的基本省情之一。

甘肃省毒情情况：

去年全年禁毒部门药物维持治疗累计1.4万多人次，执行社区戒毒和强制隔离戒毒近5 000人，全省4.5万多吸毒人员3年戒断率达到56.3%，吸毒人员动态管控率评估排名全国第一。我省社区戒毒社区康复工作引起广泛关注，多次在全国禁吸戒毒会议上介绍经验。

《甘肃日报》2012年2月7日第4版

甘肃省艾滋病流行与防治情况：

全省美沙酮维持治疗工作稳步推进，截至今年10月底，全省28个美沙酮维持治疗门诊累计治疗病人17 471人次，较去年同期增加了1 395人；目前在治人数达7 186人。参加维持治疗病人中发现艾滋病感染者49例。

《甘肃日报》2013年12月1日第1版

截至2013年10月底，全省累计报告艾滋病病毒感染者和艾滋病病人1 794例。其中，兰州市、天水市、临夏州共报告1 142例，占总数的63.66%。通报数据显示，今年1—10月，全省报告艾滋病病毒感染者和艾滋病病人404例，其中艾滋病病毒感染者322例、艾滋病病人82例，较去年同期增加了17.1%。

《甘肃日报》2013年12月1日第3版

省疾控中心专家分析，当前我省艾滋病疫情呈现几个特点。一是报告发现的艾滋病病毒感染者和艾滋病病人数呈快速增长态势。我省自1993年报告第一例艾滋病病毒感染者，到2003年累计报告106例。此后，疫情快速增长，2004年到2008年的5年时间，增加了576例，累计报告了682例；2009年到2013年10月底近5年时间，增加了1 112例。全省80个县市区已报告发现艾滋病病毒感染者和艾滋病病人，而且，有一定数量的艾滋病病毒感染者和艾滋病病人还未被发现。二是经性途径传播已成为主要的传播途径。今年新增病例中，经性途径传播的比例达到94.8%。其中，异性途径占62.4%，男男同性性传播途径占32.4%，上升明显。三是艾滋病已开始从高危人群向一般人群扩散，特定人群感染率高。今年新增病例中,15 至 49 岁年龄段占 88.9%,49 岁以上占 10.1%。从职业构成来看,农民所占比例较大,为 36.9%。四是既往感染的艾滋病病毒感染者陆续进入发病期,死亡人数增加。目前我省累计报告病例中,已死亡 342 例,存活的感染者和病人为 1 452 例。

《甘肃日报》2013 年 12 月 1 日第 3 版

**表 1.1　甘肃省艾滋病防治情况**

| 门诊名称 | 地　点 | 所在地区的防艾禁毒背景及简况 |
| --- | --- | --- |
| 七里河区疾控中心美沙酮维持治疗门诊 | 兰州市 | 该区为第一轮全国第二批艾滋病综合防治示范区、原甘肃省禁毒重点整治地区 |
| 临夏市疾控中心美沙酮维持治疗门诊 | 临夏回族自治州 | 该市为原甘肃省禁毒重点整治地区 |
| 广河县中西医结合医院美沙酮维持治疗门诊 | 临夏回族自治州 | 该县被列为第一轮全国第二批艾滋病综合防治示范区,原全国禁毒重点整治地区 |

在全省开设的 28 个美沙酮维持治疗门诊中,我们基于甘肃省的基本省情结合毒情、艾滋病防控形势选取了 2 个开设在城市多民族聚居社区中和 1 个开设在多民族聚居乡村地区的共计 3 个美沙酮门诊进行实地研究和分析讨论。

## 第四节　研究资料与方法

### 一、研究资料

本项研究所涉及的研究资料大致分为两大类,即实地收集的文献资料和研究者在实地进行的深入访谈、参与观察、调查问卷等研究工作获得的一手调查资料。下面对这两大类研究资料进行如下说明:

第一,实地收集文献资料包括:卫生、疾控、公安、药监等政府实务部门印发的文件、工作总结、调研报告;各个美沙酮门诊自行刊印的宣传资料、工作总结、数据报表等。

第二,获得的一手实地调查资料:在各个门诊通过工作电脑登录到艾滋病社区美沙酮维持治疗管理系统，在一般病人管理栏中导出病人治疗情况报表；对服药者进行的问卷调查资料，深入访谈资料，集体座谈资料，实地调查照片等。

## 二、研究方法

1. 进入田野的过程、时间

开展本项研究最早的想法产生在做博士论文时，另在做硕、博士论文均与防治艾滋病有关，故与甘肃省相关卫生、疾控部门保持有联系，在争取到省卫生厅、临夏州委有关领导同志和实务部门的支持下得以进入田野调查。

实地研究工作时间大致分为：

2012 年 12 月—2013 年 1 月初次开展调查工作，赴全省 8 个美沙酮门诊（包括三家门诊在内）了解情况；

2013 年 7—9 月再次赴五个美沙酮门诊（包括三家门诊在内）调查工作，期间对有关门诊进行了问卷和访谈工作；

2013 年 12 月—2014 年 2 月第三次赴三个美沙酮门诊进行调查工作；

2014 年 7 月对三个门诊进行了回访和补充调查。

2. 具体研究方法

参与观察法，这是对三个美沙酮门诊维持治疗行动运用的最为主要的研究方法，研究者观察“他者”组织行动细节是最直接获取大量信息的手段。对在维持治疗行动涉及的医患关系、行动策略等问题都需要研究者通过观察进行研判和体认，是从“主位”的视角进行研究活动。

深入访谈法，对三个美沙酮门诊中的“服药者”和“医护者”通常需要进行比较细致、耐心的谈话和了解，以“他者”的眼光或话语，体现美沙酮维持治疗行动的过程和环节，是从“客位”的视角进行研究活动。

小组座谈法，是从服药者和医护者中进行比对和求同查异的研究方法。研究者在服药者和医护者中都组织有对维持治疗行动中相同问题的讨论，研究者从座谈式的互动谈话中获得启发，并对研究对象有了更加深入的认识。

田野文献资料收集法，目的是在对每个美沙酮门诊进行调查时尽可能多地搜集调查对象在维持治疗行动中所产生的各种资料，用来印证和补充官方资料的不足。

调查问卷法，主要考虑从研究者设计的一些研究量化目标进行比证，而对服药者和医护者进行同一设计问题的考察，目的是全方位了解各个门诊在维持治疗行动中所达到的实际效果情况。

## 第五节 理论准备及研究建构

### 一、理论准备

#### 1. 医学人类学的“病痛叙述”理论

医学人类学是人类学的一个分支，以病人对疾病的社会心理反应为重心，而不是以疾病本身为重心，主要关注生病行为，即病人对疾病的社会心理反应。医学人类学主要研究内容包括：对“身体”“生命”“死亡”等重要概念的解读，文化在日常诊疗实践中的意义与功能，个体性疾痛经验的社会意义，医学人类学实践以及对当代心理医学的反思，对于“社会医药化”的人类学剖析与诊断，田野研究的“生物-文化”模式与流行病预防实践等。

“医学人类学家从疾病的生物学和生态学角度、疾病的文化背景以及文化通过何种方式达到预防和治疗疾病目的等方面着手，来观察和描述不同的文化以及不同文化下的疾病观点。”[①]医学人类学自“二战”结束后在美英两国得到了快速发展，现有主要理论模型均为两国学者提出，包括：健康信念模式、理性行为理论、健康创新扩散理论、健康促进的 PRECEDE(predisposing, reinforcing, and enabling causes in educational diagnosis and evaluation)模式，即“在教育诊断和评价中应用倾向因素、促成因素及强化因素”、跨理论模式、解释模式即谈判协商模式。

解释模式，又称阐释模式、谈判协商模式、病痛叙述模式，是由美国医学人类学学家凯博文(Kleinman)提出，是医学人类学哈佛学派中一个重要的理论模型。解释模式来源于哈佛学派另一位学者古德(Good)的意义中心疗法，[②]这个方法包括意义系统的互相解释。解释的目的是理解病人的观点。

---

① ［美］默森(Merson, M. H.)、［美］布莱克(Black, R. E.)、［美］米尔(Mills, A. J.)主编：《国际公共卫生：疾病，计划，系统与政策》，郭新彪主译，化学工业出版社 2009 年版，第 42 页。

② ［美］古德：《医学、理性与经验：一个人类学的视角》，吕文江、余晓燕、余成普译，北京大学出版社 2010 年版。

解释模式及病痛叙述模式[①]主要是指在病患治疗过程中所有参与者对病患和治疗的理解，每个参与者交流与沟通并对疾痛的阐释模式，对于组织和选择病患治疗的行动方案是至关重要的。基于阐释模式理论，凯博文还提出了对长期慢性病人治疗的方法论，其主要要素为“移情的聆听”“转译”和“诠释”。总的来说，凯博文通过做小型民族志的描述、简短生活史的追记与诠释、阐释模式及其磋商，以建立一种有效的、人道的和平等的医疗合作关系，为重振患者的道德精神提示多种特定的目标和办法。

2. 医学社会学的“医患关系”理论

医学社会学研究病人、医生、医务人员和医疗保健机构的社会关系、社会功能及其与整个社会相互关系的一门社会学分支学科，重点研究医疗领域中的社会角色、角色关系、角色行为、角色流动、医疗社会组织的交互作用以及医疗领域与整个社会生活的互动及其变化规律。医学社会学主要研究的内容有：① 医学领域中的角色，主要是医生、护士、病人等角色。角色行为，包括求医行为、施医行为、遵医行为等；角色关系，包括医患关系、医际关系、医护关系、护际关系、患际关系等，以及角色组织、角色流动和角色变迁等。② 医学与各种社会因素的相互作用，如医学与政治、医学与军事、医学与经济、医学与文化、医学与宗教等的相互关系。③ 不同类型的医疗保健机构的组织结构、服务形式和社会效用。

医患关系研究是医学社会学研究中的重要组成部分，其中最重要的理论解释模型包括[②]：哈佛大学帕森斯(Talcott Parson)的“病人角色”，认为疾病就是越轨并建立起对医学的功能分析；贝克尔(Howard Becker)的“标签理论”，认为越轨是社会群体创造出来的，理解越轨的关键变量是社会大众；戈夫曼的“污名理论”，认为如果病人或残疾人的病患如他们的外表、气味或行为令其他人不快，他们就可能被污名化。托马斯·萨兹(Thomas Szasz)和马克·霍兰德(Marc Hollender)的互动理论模型，认为患者症状的严重程度是医患互动的决定因素，根据症状的严重程度，医患互动可被归入三个可

---

① [美] 凯博文：《苦痛和疾病的社会根源：现代中国的抑郁、神经衰弱和病痛》，郭金华译，上海三联书店 2008 年版；[美] 克莱曼(Kleinman，A.)：《疾痛的故事：苦难、治愈与人的境况》，方筱丽译，上海译文出版社 2010 年版。

② [美] 考克汉姆：《医学社会学》(第 11 版)，高永平、杨勃彦译，中国人民大学出版社 2011 年版，第 109—140 页。

能模型："主动-被动""指导-合作"以及"双向参与"。

本项研究在学习并借鉴凯博文的"病痛叙述"理论模型和托马斯·萨兹(Thomas Szasz)、马克·霍兰德(Marc Hollender)互动的理论模型对美沙酮维持治疗行动展开研究。

## 二、研究建构

### 1. 研究内容

美沙酮门诊中的"病痛叙述"民族志研究。在本项研究中服药者前后自我矛盾的病痛叙述主要指服药者因吸食海洛因成瘾后在心理和身体上均形成了依赖性。美沙酮可以替代海洛因暂时减弱或阻断因吸食海洛因成瘾引起的戒断症状，但是美沙酮毕竟没有海洛因给吸食者带来心理和身体上特有舒适感。这就引起了服药者在参加美沙酮维持治疗期间出现的隐瞒偷吸(多药滥用)行为及在给药量上产生争执的现象，表现在医疗行动中就是服药者对医护者自我矛盾的病痛叙述，从而影响医护者的用药剂量和治疗决策。这里服药者的病痛叙述出现了与病痛叙述理论模型中患者为了维护自身健康所进行的病痛叙述相反的叙述，因为美沙酮门诊场域中的患者所需治疗的病痛与传统病痛治疗的范围及意义不同。美沙酮服药者身上所携带的病痛具有两重含义，即一方面因产生依赖性出现心瘾和生理戒断反映等不适需要替代药物对其阻止或减缓，另一方面因低剂量的美沙酮药液对服药者克服心瘾和戒断症状存在有限性，使得服药者发生需求药量大而不顾身体实际健康状况的矛盾复杂心理和病痛状态。这为研究药物成瘾人群在参加长期维持治疗行动提供了一个研究解释模型。

美沙酮维持治疗中的"医患关系"民族志研究。萨兹-霍兰德理论模型提出，患者症状的严重程度是医患互动的决定因素。根据症状的严重程度，医患互动可被归入三个可能模型："主动-被动""指导-合作"以及"双向参与"。保蒂斯塔理论模型在萨兹-霍兰德理论模型基础上提出"重点关注患者修正医生嘱咐的治疗措施的方式"。那么在门诊中的医患关系呈现出一种混合了萨兹-霍兰德理论模型中的"双方参与"型及保蒂斯塔理论模型"重点关注患者修正医生嘱咐的治疗措施的方式"的特殊医患关系模式——有限条件下的互动参与修正性医患关系。有限条件是指美沙酮门诊关于治疗服药有关剂量的给取标准，这就决定了医护者不能无限制地按照服药者的要求给药，同时还得在排除美沙酮中毒可能、防止多药滥用、防止偷带美沙酮液体等前提下进行医患之间的给服药行动。互动参与是指服药者将自己的病痛叙述表达出后在医护者的监督和指导下共同完成每次的服药。服药者要提供病痛体验表达，医护者负责来判断这一病痛体验表达的真实性，从而决定给药的剂量的互动参与过程。修正性是指医护者根据自己的治疗知识和经验来判断、修正对服药者每次服药剂量的适合程度。

2. 研究思路与分析框架

**表 1.2 多个案研究**

| 多个案研究 | | |
|---|---|---|
| 个案 1 | 个案 2 | 个案 3 |
| 七里河区美沙酮第一门诊 | 临夏市美沙酮门诊 | 广河县美沙酮门诊 |

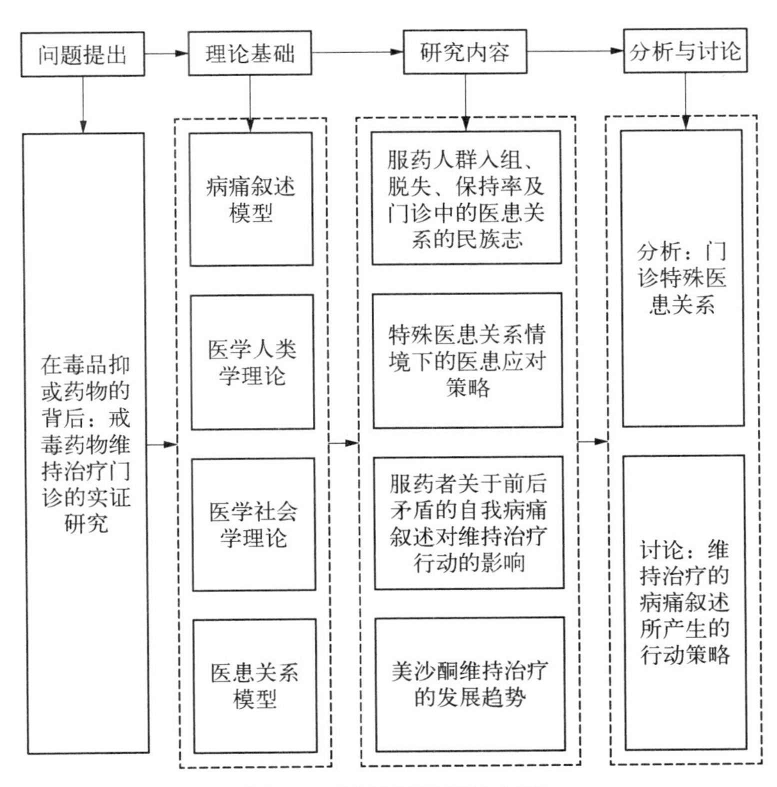


**图 1.3 本课题研究基本思路**

在运用批判医学人类学和医学社会学理论及明确研究内容、研究思路的基础上，本研究的分析框架如下：

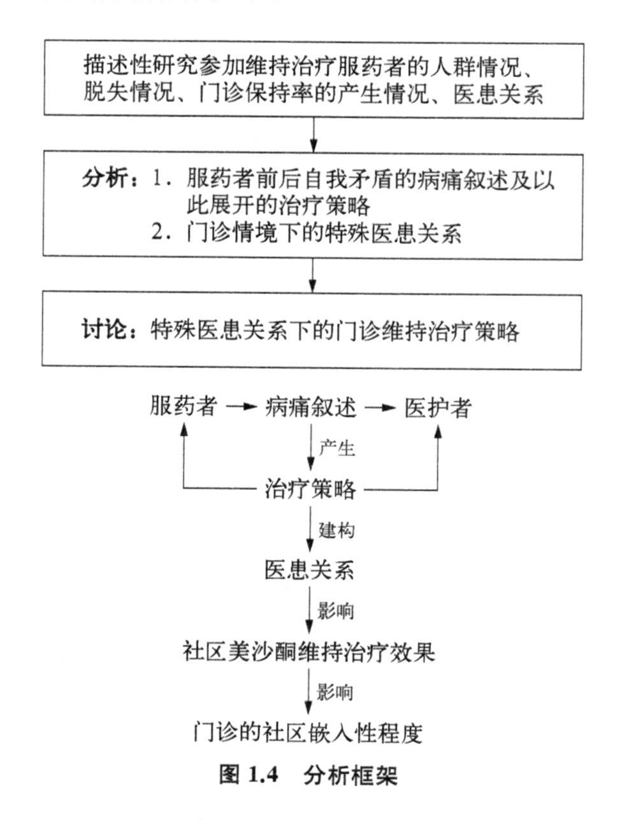


**图 1.4　分析框架**

# 第六节　基 本 观 点

党的十八大以来，以习近平总书记为核心的党中央高度重视毒品治理问题，特别是在2014年中共中央、国务院印发《关于加强禁毒工作的意见》提出“不断创新禁毒工作体制机制，进一步完善毒品问题治理体系”，党的十九大后习近平总书记于2018年提出“走中国特色的毒品问题治理之路”，随后国家禁毒委员会主任赵克志提出，着力构建同国家治理体系和治理能力现代化要求相适应的“六全”毒品治理体系，深入推进“两打两控”专项行动。在上述重要的新时代中国特色毒品治理理论和全国各地区实践基础上，就深入探讨戒毒行动在中国特色的毒品治理之路所扮演的角色和发挥的功能作用给予审视，特别是对戒毒行动中戒毒药物维持治疗行动给予全面审视，是新时代中国毒品治理体系与能力现代化课题的重要组成部分。

戒毒药物维持治疗是防治艾滋病和禁毒工作的重要组成部分，在中国特色的毒品治理能力与“六全”毒品治理体系现代化中发挥着关键特殊的作用，并产生了影响，是积极构建“全环节管控吸毒人员体系”和“共建共治共享的毒品治理格局”的重要环节。2014 年印发的《戒毒药物维持治疗工作管理办法》和 2016 年《关于加强戒毒药物维持治疗和社区戒毒、强制隔离戒毒、社区康复衔接工作的通知》及 2018 年《关于加强戒毒医疗服务工作的意见》中均提出在吸毒人员管理方面的新要求，即戒毒药物维持治疗要与现行戒毒措施和吸毒人员管控之间无缝对接。在戒毒措施医疗化已被《中华人民共和国禁毒法》和《戒毒条例》所明确以来，戒毒药物维持治疗作为戒毒措施医疗化的典型代表所发挥出的治理效能需要深入分析研究。评估分析我国现行禁毒政策和法规中体现出的综合而平衡毒品治理趋势，从对吸毒人员提供医疗化戒毒措施的需求方视角进行参与观察是理解健康和公共卫生维度在应对吸毒人员管控方面的有效办法。

习近平总书记在 2020 年国际禁毒日到来之际作出重要指示，指出“坚持厉行禁毒方针，打好禁毒人民战争，完善毒品治理体系，深化禁毒国际合作，推动禁毒工作不断取得新成效”，对我国的戒毒药物维持治疗行动提出了新的更高的要求。在美国近年来芬太尼等麻醉品滥用、公共卫生危机加深、世界范围内麻醉品供给不充分不平衡所产生的“全球疼痛鸿沟”背景下，深入研究我国戒毒药物维持治疗效能及其策略优化，在探索中国特色戒毒措施医疗化方面，尤为迫切和意义重大。在当前美欧各国引入健康与公共卫生导向的禁毒策略之际，同时伴随出现大量麻醉品滥用等公共卫生危机，对我国有关医疗化戒毒措施的平稳推进起到了巨大警示和吸取教训的作用。作为我国戒毒措施医疗化典型代表的戒毒药物（美沙酮）维持治疗行动，需要在发挥戒毒效力的同时保证不发生公共卫生危机。

在戒毒药物（美沙酮）维持治疗行动中吸毒人员的“病痛叙述”是了解和理解海洛因成瘾人群“他者”叙事的重要研究工具。参与观察发现服药的吸毒人员存在自我矛盾的“病痛叙述”，美沙酮门诊里的特殊“医患”行动策略也以上述自我矛盾的“病痛叙述”为中心展开。而美沙酮门诊里的服药吸毒人员的“病痛叙述”就是美沙酮门诊故事叙事的关键和核心,门诊的医护人员根据服药吸毒人员的“病痛叙述”以及既往的医护经验来判断给药的数量和后续服药所产生的一系列反应与后果。美沙酮门诊里的“病痛叙述”与医护行动策略是维持治疗质量的基础,维持治疗中的重要考核指标(入组、保持、脱失)均建立在“医患”互动行动策略和复杂医患博弈情景之中。

在美沙酮维持治疗行动中特殊的“医患关系”是塑造美沙酮门诊里维持治疗行动质量的重要观测维度,也是戒毒药物(美沙酮)维持治疗效力在毒品治理体系中发挥戒毒治理效能的重要观测内容。在门诊中的医患关系呈现出一种混合了萨兹-霍兰德理论模型中的“双方参与”型及保蒂斯塔理论模型“重点关注患者修正医生嘱咐的治疗措施的方式”的特殊医患关系模式——有限条件下的互动参与修正性医患关系。“有限条件”“互动参与”“修正性”三个变量共同决定了美沙酮门诊特殊医患关系及美沙酮维持治疗的效力。

2

# 第二章　学术史回顾

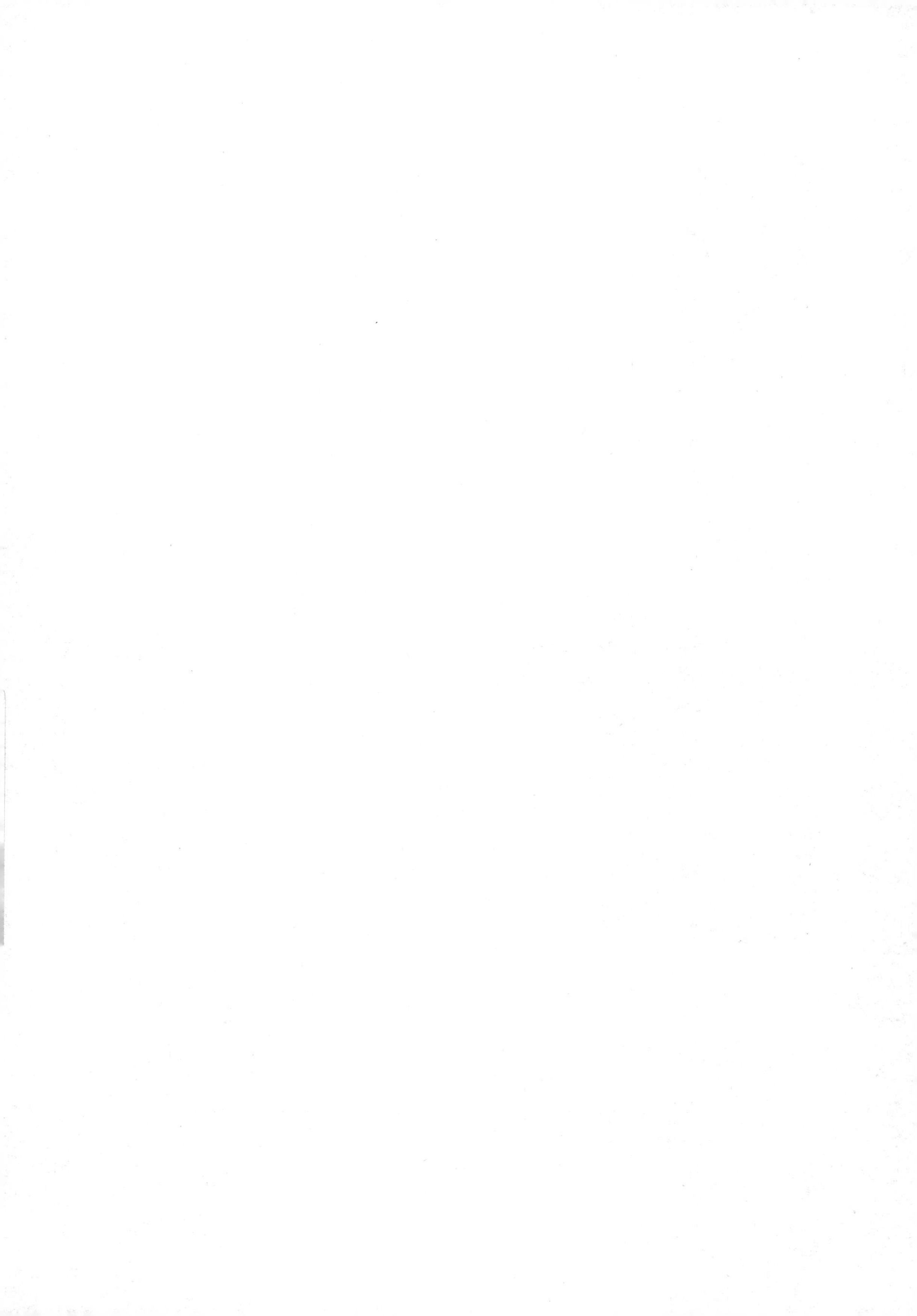

医学及其治疗技术伴随着20世纪生物医学的异军突起和前半期的两次世界大战的爆发，战争中的大量伤员治疗、战后的医护照料对医学和医疗技术的需求越来越大。此外疾病谱的变化、新型传染病的不断爆发和高致死率、全球公共卫生行动的兴起，加之科技进步的日新月异等综合因素叠加推动了医学和医疗技术的巨大发展。医生地位的提高和医疗技术的精致化带来了医患关系的变化，改变了过去医患关系的传统印象："在遥远的时代，医术是在其对象在场的时候传授，年轻人是在病人床边学习医学；病人经常被收容在医生自己家里，学生跟随着老师从早到晚巡视病人"[①]"我们从20世纪以前关于医患的描述中更多看到了温情脉脉的熟人互动。病人及其家庭并未对医生的专业水平抱很高的预期，但是他们希望从医生处得到更好的照顾与安慰。"[②]"爱德华·肖特回顾了医患关系的历史。首先，他解释了医学职业怎样从一个地位低下的职业上升为一个高度受人尊敬的科学领域。医患关系的理想形象——体贴的医生和信任的患者——却没有延续下来。这一形象在20世纪60年代终止了。"[③]医患关系随着医学崛起发生了巨大变迁。

现代化背景下的医患关系植入了高科技、高技术、精密仪器等变量，为医患关系的再平衡增添了许多不确定性。在此时代背景下欧美国家的社会学家、人类学家注意到了医患关系这一新的变化，开始投入精力给予研究。美国是20世纪医学崛起和医疗技术跨越发展的典型代表，层出不穷的医患关系问题引起了多学科的关注，众多社会学家如帕森斯(Talcott Parson)、弗雷德森(Eliot Freidson)、特纳(Bryan Turner)、贝克尔(Howard Becker)、托马斯·萨兹(Thomas Szasz)、马克·霍兰德(Marc Hollender)和医学人类学家凯博文(Arthur Kleinman)、古德(Byron Good)、汉(Robert Hahn)对医患关系和病痛叙述问题进行了深入研究，在研究基础上分别提出了可操作化

---

① [法]福柯(Foucault, M.)：《临床医学的诞生》，刘北成译，译林出版社2011年版，第60页。

② 房莉杰、梁小云、金承刚：《乡村社会转型时期的医患信任——以我国中部地区两村为例》，《社会学研究》2013年第2期。

③ [美]考克汉姆：《医疗与社会：我们时代的病与痛》，高永平、杨勃彦译，中国人民大学出版社2014年版，第129页。

的理论解释模型。

而在研究医患关系问题时，社会学和人类学表现出了两种研究路径。社会学强调医患所扮演的社会角色，特别是作为病人的社会角色以及患病角色在不确定行为变异的患病行为研究；人类学强调医患关系中治疗的意义体系和疾痛体验，善用"他者"的角度理解患者疾痛的经验。但实际上两个学科研究的终极目标是殊途同归，病患的社会角色是放在一个更宏大的社会背景中去操作化模型研究，而病患的疾痛体验或病痛解释模型是放在一个特定治疗情境中去操作化模型研究，研究的目标都是促进和改善医患关系。综上所述，下面我们对国内外研究现状进行梳理。

## 第一节　经典理论回溯

### 一、病痛叙述的人类学研究

病痛叙述，又称阐释模式，谈判协商模式、解释模式，是由美国医学人类学学家凯博文（Kleinman）提出，是医学人类学哈佛学派中一个重要的理论模型。解释模式来源于哈佛学派另一位学者古德（Good）的意义中心疗法，[①]这个方法包括意义系统的互相解释。解释的目的是理解病人的观点。解释模式及病痛叙述模式[②]主要是指在病患治疗过程中所有参与者对病患和治疗的理解，每个参与者交流与沟通的对疾痛的阐释模式，对于组织和选择病患治疗的行动方案是至关重要的。凯博文认为，"任何病痛的背后都有着深刻的社会文化因素，这种'社会-躯体'关系下的病痛症状并不只是个体的不适表达，也可能成为一种表达集体性不适的合法语言。同时，对于病人、家庭、医疗人员和社会本身，苦痛和疾病不仅具有社会性原因，而且也会产生社会性后果。

① ［美］古德：《医学、理性与经验：一个人类学的视角》，吕文江、余晓燕、余成普译，北京大学出版社2010年版。

② ［美］凯博文：《苦痛和疾病的社会根源：现代中国的抑郁、神经衰弱和病痛》，郭金华译，上海三联书店，2008年版；［美］克莱曼（Kleinman，A.）：《疾痛的故事：苦难、治愈与人的境况》，方筱丽译，上海译文出版社，2010年版；Arthur Kleinman，Leon Eisenberg，Byron Good. Culture，Illness，and Care：Clinical Lessons from Anthropologic and Cross-Cultural Research. *Annals of Internal Medicine*. 1978(2). 251－258.

如果不能有效地针对这些社会原因和社会后果开展工作，那么针对疾病的治疗会受到破坏，康复也会被延迟或阻碍。”[①]凯博文的病痛叙述模型在被用来解释来自中国湖南和北美的慢性病痛案例时，显示出了强大的解释力和启示性。“克莱曼等人建议临床医生要把引出病人的解释模式看作是医学实践的一个必要组成部分。他们还进一步建议医生们要明了自己的解释模式，并在自己的模式和病人的模式之间寻求到一种协商后达成的理解。”[②]

探寻患者病痛背后生活世界的意义，努力体会、理解病痛给患者、社会带来的个体和集体创伤体验，引导医护者更加重视病痛叙述的意义是凯博文病痛叙述模型最重要的理论贡献。

## 二、医患关系的社会学研究

### 1. 作为越轨行为的疾病——病人角色模型

帕森斯(Talcott Parson)认为：“患病不仅仅是体会患病的生理状况，更重要的是，它成了一个社会角色，因为它所涉及的行为建立在制度期待的基础之上，并且被与此期待相适应的社会规范强化。医学实践变成了这样的一个机制：社会系统力求对它的越轨患者进行控制——通过使他们尽量恢复到正常的功能状态。医生承担了控制社会的功能”[③]

### 2. 患病行为与标签理论模型

弗雷德森(Eliot Freidson)提出：“在各种病人角色之间进行区分的关键是合法性的概念。在疾病状态中，有三种类型的合法性，他们所涉及的越轨程度可能很微小，也可能很严重。”[④]他认为：“个体是否对这种偏离负有责任；偏离的获得性的严重程度；偏离的获得性的合法地位。”[⑤]

### 3. 医患互动——互动的理论模型

托马斯·萨兹(Thomas Szasz)、马克·霍兰德(Marc Hollender)、大

---

① [美]凯博文：《苦痛和疾病的社会根源：现代中国的抑郁、神经衰弱和病痛》，郭金华译，上海三联书店2008年版，第2页。

② [美]汉(Hahn, R.)：《疾病与治疗：人类学怎么看》，禾木译，东方出版中心2010年版，第80—81页。

③ [美]考克汉姆：《医学社会学》(第11版)，高永平、杨勃彦译，中国人民大学出版社2011年版，第112—113页。

④ [美]考克汉姆：《医学社会学》(第11版)，高永平、杨勃彦译，中国人民大学出版社2011年版，第120页。

⑤ [美]沃林斯基：《健康社会学》，孙牧虹等译，社会科学文献出版社1999年版，第170页。

卫·哈耶斯·保蒂斯塔(David Hayes Bautista)对帕森斯的医患理论模型进行了进一步的扩充,增添了更强、更具体的解释性。萨兹-霍兰德理论模型提出"患者症状的严重程度是医患互动的决定因素。根据症状的严重程度,医患互动可被归入三个可能模型:主动-被动""指导-合作"以及"双向参与"。保蒂斯塔理论模型在萨兹-霍兰德理论模型基础上提出"重点关注患者修正医生嘱咐的治疗措施的方式"。[①]

上述经典理论至今仍具有很强的现实解释力,又留下了极大的开放性讨论余地,面对各式各样的医患关系讨论仍有很大阐释的空间。

## 三、人类学研究中的"整体论"与"结构功能主义"

人类学研究视角注重整体观念,强调在学术研究中将考察事物放在其所处的背景和整体之中,才能探究到其真正的内在本质。人类学经典作品和重要学人均尊崇"整体论"的研究视角,观察、认识人类社会现象、行为、行动等,探讨以各要素之间的关系和功能对事物运行和过程的影响。在"整体论"中,"结构功能主义"是典型代表理论。

早期结构功能主义理论的发展以斯宾塞(1820—1903)、涂尔干(1858—1917)、拉德克里夫-布朗(1881—1958)、马林诺夫斯基(1884—1942)等人的学术成果为标志。斯宾塞(Spencer)认为社会就是一个超有机体的实体,是一个独立于构成它的各个部分或个体的社会整体。社会与有机体一样,也包含着各个具有专门功能的部分,这些功能都有助于整体,并且相互依赖。涂尔干(Durkheim)认为社会为一种独特的现实,一个具有正常状态与病理状态的系统。要说明社会事实,就必须揭示它们在确立社会秩序的过程中所履行的功能。拉德克里夫-布朗(Bron)也将社会作为一种自主存在的现实来探讨。任何一个社会都必然会维持一些对其生存来说至关重要的条件。理论也必须是"功能性"的,因为它的目标就是找出那些对整合来说的实际过程。马林诺夫斯基(Malinowski)提出存在层次各异、呈等级安排的各种系统,这些系统各自有一些独特的必备项。在结构的或社会的系统层次上概括出了四种功能需要:经济组织(提供生产与消费)、

① [美]考克汉姆:《医学社会学》(第11版),高永平、杨渤彦译,中国人民大学出版社2011年版,第127页。

社会控制(调控行为)、教育(通过传承知识而贯彻社会化)、政治组织(运用权威)。

帕森斯时期的结构功能主义理论的发展以帕森斯和列维-斯特劳斯为代表。帕森斯(Parsons)倡导对宏观社会结构的研究,提出社会系统及其四个子系统,此外他还将个人行动放在社会系统的不同领域中去分析,考察行动与社会系统及子系统的关系。他提出:结构由功能体现、结构是互动关系模式、结构是规范等重要思想。与帕氏同时代的列维-斯特劳斯(Strauss)提出“深层结构”“心灵结构”概念,与帕氏的社会宏观结构有所不同,他更注重微观层面、主观层面。他提出:结构是内在的、不可直接观察的,通过表层结构看深层结构。

后帕森斯时期的结构功能主义理论的发展主要以卢曼和吉登斯为代表,这一时期的结构功能主义理论发展主要表现为对帕氏理论的反省和综合。德国社会学家卢曼认为现代社会独特的组织形式就是功能分化,分化意味着特定系统执行各自特定的运作,以此协助社会的整体组织,系统对作为整体的社会发挥着“功能”作用,并为其他系统而实施。英国社会学家吉登斯提出:结构是潜在与社会系统不断再造过程中的规则和资源。他综合了之前结构功能理论长期关于主客体、宏观微观、个人社会、结构行动的对立,将结构功能理论推向一个新的发展阶段。

梳理结构功能主义理论发展,使我们对这一经典理论又有了新的一些认识和体会。在本项研究中,我们对不同的社会组织的内部结构进行了分析,从社会组织的结构中进一步归纳出所发挥出的功能,并对各个社会组织参与行动中整体表现出的整合作用进行评析。

## 第二节 戒毒治疗和美沙酮维持治疗的社会学和人类学研究

戒毒治疗行动伴随吸毒顽疾一直是社会学、人类学应用研究的一个重要方向,美国社会学界和人类学界对此开展了先驱和开拓式的研究。“围绕毒品形成的街头文化,以及美沙酮维持治疗引起了人类学家的兴趣。人类学研究表明,吸毒行为具有其深刻的社会文化背景,它甚至是社会网络建构、群体身份认同的重要手段之一。”[①]“疾病与健康的毒品人类学大致采取批判医学人类学的社会与文化视角，强调疾病既是生物性的，也是社会性的，所以，注重深度理解社会与生物的连结，深刻剖析有关文化、行为、环境、社会结构与健康之间的复杂关系。”[②]一些学人通过综述类论文[③]对美国社会学、人类学、民族学关于戒毒行动研究进行全面梳理回顾，重点分析了民族学、人类学及社会学研究方法在戒毒治疗中的应用和影响；吸毒、戒毒行为的社会文化背景情况等。印第安纳大学社会学教授阿尔弗雷德·林德史密斯(Alfred R. Lindesmith)详细阐述了鸦片类物质成瘾理论，认为鸦片类物质成瘾是基于个人心理和动机状态的巨大转变所造成的。[④] 耶鲁大学医学院社会医学史教授戴维·马斯托(David F. Musto)在其专著《美国禁毒史》[⑤](*The American Disease: Origins of Narcotic Control*)中对美国上百年的麻醉品使用、管制、治理进行了系统梳理，阐释了美国麻醉品治理的经验教训以及政治、经济、社会文化等众多因素如何影响治理的效果。康涅狄格大学人类学系教授莫瑞·辛格(Merrill Singer)关于对静脉吸毒人群社会文化背景的研究，[⑥]对开展针对性的戒毒行动和理解吸毒人群亚文化有重要启示。青年研究者墨菲(Jennifer Murphy)的新著[⑦]在 2016 年第 6 期的《美国社会学杂志》上(*American Journal of Sociology*)受到推介，[⑧]其运用医学社会学和犯罪学的理论在毒品法院和戒毒诊所的田野调查中发现关于成瘾的观点充满了混淆和模糊，发现毒品法院和戒毒诊所的合作是有经济利益的

① 张有春：《人类学与公共卫生：理论与实践》，《广西民族大学学报》(哲学社会科学版)2007 年第 1 期。

② 兰林友：《毒品社会学的民族志研究：高危行为的知识生产》，《西南民族大学学报》(人文社会科学版)2017 年第 4 期。

③ Rober G. Carlson, Merrill C. Singer, Claire E. Sterk, 2009. “Reflections on 40 Years of Ethnographic Drug Abuse Reserch: Implications for the Future”. Journal of drug issues. December. p1046 - 1058. Merrill Singer. 2012. “Anthropology and addiction: an historical review”. Addiction. Vol.107. pp.1747 - 1755.

④ Alfred R. Lindesmith. 1968. Addiction and Opiates. NewYork. Aldine Publishing Company.

⑤ [美] 马斯托：《美国禁毒史》，周云译，北京大学出版社 1999 年版。

⑥ Merrill Singer (Ed.). 2005. New Drugs on the street: Changing Patterns of Illicit Consumption. NewYork. Haworth Press. Merrill Singer. 2006. Something Dangerous: Emergent and Changing Illicit Drug Use and Community Health. Long Grove, IL: Wave Land Press.

⑦ Jennifer Murphy. 2015. Illness or Deviance? Drug Courts, Drug Treatment, and the Ambiguity of Addiction. Philadelphia. Temple University Press.

⑧ Craig Reinarman. 2016. “Illness or Deviance? Drug Courts, Drug Treatment, and the Ambiguity of Addiction by Jennifer Murphy.” American Journal of Sociology. 121(6). pp.1969 - 1971.

一种体制安排，还分析了成瘾标签论对于成瘾者生活和戒毒过程中的影响，通过分析和调查回应成瘾是疾病还是越轨的研究主题。

国内戒毒行动社会学、人类学研究在进入 21 世纪后成果丰富，其特点是注重实证研究，关注吸毒人群的背景与吸毒经历，深入分析解释产生吸毒成瘾的社会文化原因，并在此基础上提出具有针对性和操作性强的戒毒干预建议。例如：将传统毒品与新型毒品进行比较研究，发现在社会转型大背景也深刻影响到了中国毒品亚文化的转向。[①] 在破解吸毒人员高复吸率的实证研究中，学者们发现围绕吸毒者的各种关系冲突产生对吸毒者的被排斥感和合成毒品带来的被接纳感。[②] 在彝族聚居地区，地方性知识结构组织依然有强大影响力，借此结构组织开展禁毒防艾取得实在成效，引起了广泛讨论。[③] 通过对中国青少年吸毒经历的调查，学者们发现“朋友圈”在青少年初次接触毒品和复吸毒品过程中扮演重要角色，分析了“朋友圈”形成的社会文化背景。[④] 在云南昆明远郊呈贡的戴托普戒毒社区开展人类学调查，科研人员描述了戴托普社区表象的各个方面，进而提出社区中刻意建构出来的规则或文化有着隐秘深刻的意涵。[⑤]

在国外美沙酮维持治疗（Methadone Maintenance Treatment, MMT）行动的研究中，一部在美国佛罗里达州对女性海洛因成瘾者的实证调查研究专著[⑥]具有典型代表性，2002 年第 3 期的《美国社会学杂志》曾刊有对此书的评介，[⑦]研究者对生长在佛州 20 世纪 50—60 年代的白人、富人、穷人、少数族裔等 37 位吸食海洛因成瘾女性参加美沙酮维持治疗的民族志描述，深刻揭示出吸食毒品、戒毒与种族、阶级、性别压迫之间的关系，从这些女性的吸毒戒毒经历中分析社会制度因素所产生的影响。

---

① 夏国美、杨秀石等：《社会学视野下的新型毒品》，上海社会科学院出版社 2009 年版。

② 潘绥铭、侯荣庭、高培英：《信任重建与社区再融入：社区戒毒长效机制研究》，《山西师大学报》（社会科学版）2014 年第 3 期。

③ 庄孔韶、杨洪林、富晓星：《小凉山彝族“虎日”民间戒毒行动和人类学的应用实践》，《广西民族学院学报》（哲学社会科学版）2005 年第 2 期。

④ 景军：《中国青少年吸毒经历分析》，《青年研究》2009 年第 6 期。

⑤ 戴月：《戴托普：一个戒毒所的民族志》，沈海梅主编：《医学人类学视野下的毒品、艾滋病与边疆社会》，云南大学出版社 2010 年版，第 260—290 页。

⑥ Jennifer Friedman, Marixsa Alicea. 2001 Surviving Heroin: Interviews with Women in Methadone Clinics. Gainesville. University press of Florida.

⑦ Kathryn Fox. 2002. “Surviving Heroin: Interviews with Women in Methadone Clinics by Jennifer Friedman, Marixsa Alicea.” American Journal of Sociology. 108(3). p710 - 713.

国内美沙酮维持治疗研究随着禁毒防艾行动的深入推进，引起了众多学人的关注，比如张小军主持的“美沙酮疗法戒毒的社会学和生理学综合评估指标研究”课题与北京市朝阳区疾控中心合作在有关美沙酮门诊开展调查，张剑源对美沙酮维持治疗行动的法律人类学思考，①“全球进行的严禁政策从来就不能解决毒品问题。与此同时，为了解决当前流行的毒品问题，经由政治立法、医学辩论与药商利益的折冲，不同的新兴药品也被推出成为合法的戒毒毒品，由美沙酮替代疗法的争辩可见一斑。”②比较有代表性的实证研究案例包括：兰林友在四川省攀枝花市对美沙酮门诊的田野调查，提出“三位一体的干预模式”。③ 韩丹对南京市两家美沙酮门诊维持治疗行动的调查，提出一种社区戒毒模式来有效干预和治疗海洛因成瘾人群。④ 耿柳娜在对南京市金山和白下两家美沙酮门诊的问卷调查后，讨论了“社会因素对个人吸毒成瘾行为的影响”的问题。⑤

## 第三节 戒毒医疗化与医疗化戒毒行动研究

戒毒伴随毒品问题治理经历了道德模式、治疗模式、多元整合模式三个主要阶段。道德模式强调惩罚，医疗模式体现救治，多元整合模式呈现回归社会并对个体权利的给予尊重。对戒毒医疗化和医疗化戒毒行动研究中，国内学人聚焦在《禁毒法》规定的四种戒毒措施与医疗戒毒的衔接问题。包涵博士的《戒毒措施“医疗化”与我国戒毒制度的走向》《福利多元主义视野下中国戒毒制度的改良与完善》《论毒品政策的演变与抉择：国家意志与市民需求的良性互动》，⑥褚宸舸博士的《吸毒管控法治论》和《学科视域下的中

① 张剑源：《法律管控、行为干预还是伦理重建？——在高危人群中开展有效艾滋病防治的路径选择》，《云南大学学报》（法学版）2014 年第 5 期。

② 刘绍华：《从珍品到毒品——鸦片类物质的道德经济学》，《中国饮食文化》2010 年第 1 期。

③ 兰林友：《本土的解说》，中国社会科学出版社 2012 年版。

④ 韩丹著：《吸毒与艾滋病问题的社会学研究》，中国社会科学出版社 2011 年版。

⑤ 耿柳娜：《毒瘾透视——吸毒人群心理研究》，安徽人民出版社 2011 年版。

⑥ 《戒毒措施“医疗化”与我国戒毒制度的走向》，《河南警察学院学报》2018 年第 1 期；《福利多元主义视野下中国戒毒制度的改良与完善》，《中国药物依赖性杂志》2017 年第 4 期；《论毒品政策的演变与抉择：国家意志与市民需求的良性互动》，《中国人民公安大学学报》（社会科学版）2017 年第 4 期。

国禁毒法学研究三十年》,[①]围绕戒毒措施医疗化主题展开论述,探讨了我国戒毒措施医疗化的现状和趋势,同时肯定戒毒措施医疗化在戒毒和禁毒治理方面的重要作用。

在公共卫生和药物滥用及药物依赖性研究领域,医疗化戒毒行动一直以来都是研究的焦点和热点。《中国药物滥用防治杂志》《中国药物依赖性杂志》《中国艾滋病性病杂志》《中国疼痛医学杂志》《中华疾病控制杂志》《中华流行病学杂志》《中华预防医学杂志》等学术期刊均发表有大量有关论文。聚焦的主题包括脱失、维持治疗影响因素、给药量、维持治疗干预措施、防艾效果等。

但是上述两类研究对戒毒药物维持治疗在国家禁毒(戒毒)治理现代化和治理效能方面的具体研究不够,需要学界在这方面及时给予关注和回应。

① 褚宸舸:《吸毒管控法治论》,法律出版社2020年版;褚宸舸:《学科视域下的中国禁毒法学研究三十年》,《中国社会科学评价》2020年第1期。

3

# 第三章　美沙酮与美沙酮维持治疗

# 第一节　美沙酮简史

## 一、来源

美沙酮(Methadone)是一种人工化学合成镇痛麻醉品，其来源过程大致为：在20世纪30年代后期位于德国法兰克福的化学品生产公司Hoechst所属the I.G. Farbenkonzern药理学实验室的化学专家Eisleb和Schaumann①初步研制合成出来，当时研制的目的是为替代吗啡较强成瘾性且能同样有止痛效果的药物。而这家公司源于19世纪80年代中后期开始致力研制合成解热镇痛药以及在20世纪20年代着力关注研制药物的止痛解痉特性，在1937年由Eisleb和Schaumann两人研制并合成出了Pethidin/pethidine(Hoechst公司内部编号为8909)，Pethidin/pethidine(Hoechst 8909)就是美沙酮的早期雏形，也就是说美沙酮溯源于1937年人工合成的Pethidin/pethidine(即哌替啶，哌替啶是杜冷丁Dolantin的学名)。Pethidin/pethidine的研制成功仍未解决药物成瘾性的问题，当初的研制设计是通过人工合成出一种镇痛但没有成瘾性的药物，所以Hoechst公司的科学家们继续进行探索合成工作。1938年，由Max Bockmuhl和Gustav Ehrhart②两人在合成实验300多种合成物的基础上研制成功了Polamidon(即美沙酮，Methadone)，Hoechst公司内部编号为10820。10820是8909的衍生物，虽然没有完全克服成瘾性但比后者成瘾性稍小。随后在1939年，该公司在Pethidin/pethidine基础上投放到大规模的市场需求中，商业代号为Dolantin。1941年9月25日，Hoechst 10820③第一次被在临床治疗中使用，随后又被用于德国军队中，在这期间名称代号为Amidon。“二战”结束后Hoechst公司及其大部分科学家被美军接管，美国

---

① Andrew Preston. & Gerald Bennett. *A Secret history? The truth behind methadone. Druglink*. January/February 1996. p.16

② Andrew Preston. & Gerald Bennett. *A Secret history? The truth behind methadone. Druglink*. January/February 1996. p.16－17

③ Andrew Preston. & Gerald Bennett. *A Secret history? The truth behind methadone. Druglink*. January/February 1996. p.16－17

政府派出调查团①对 Hoechst 公司及其 the I.G. Farbenkonzern 药理学实验室进行了详细的调查，目的是全面了解和掌握该公司所研制合成的物品情况，这其中也包括有 Hoechst 10820。1947 年，美国第一次正式公开使用 Methadone 的科学研究论文发表，②故 Methadone 的名称是美国人所命名，而研制合成 Hoechst 10820 的 Max Bockmuhl、Gustav Ehrhart 和 Schaumann③于 1949 年相继发表介绍他们在“二战”期间的研制实验成果，世人对 Methadone 的神秘性才有了初步了解。

## 二、使用

美沙酮的特质也就决定它与其他阿片类麻醉物(如吗啡、海洛因)一样，在联合国的国际公约中和我国相关法规中均将其列为严格管制的麻醉品，这就意味着美沙酮的使用是受到限制的。基于人类对麻醉物品的使用历史的经历和认识，危险麻醉品一般均受到各国政府的严格管制，美沙酮研制合成之初是用来镇痛与吗啡相比具有作用时间较长、耐受性、药物依赖性低的特点，后来就逐渐在一些病痛治疗中替代了吗啡。美沙酮的研制合成正值第二次世界大战爆发，德国在遭到战略物资禁运的情况下在战争中和本国境内大量使用了美沙酮用以替代吗啡等的短缺。“二战”结束后美国接收了当时德国大部分药物和化学制品的专家和技术并转运回本土，这其中包括美沙酮在内并在 1947 年首次以美沙酮(Methadone)的名称对外正式公开。在公开后的 20 年间，美沙酮主要以受严格管制镇痛麻醉药品的作用集中于医疗用途(如癌症镇痛)和科学家的实验分析物品。

美沙酮维持治疗(Methadone Maintenance Treatment, MMT)是美沙酮被发现治疗海洛因成瘾的另一个重要使用，这也是美沙酮使用存重大争议之处。在 20 世纪 50 年代后期到 60 年代初的美国纽约，当时药物滥用情况特别是海洛因(吗啡的衍生物)吸食成瘾严重。为了遏制当地这一情势，

---

① Kleiderer E. et al. *Pharmaceutical Activities at the IG. Farbenidustrie Plant, Hoechst-am-Main, Germany*. Report 981: Office of the Publicatian Board, Dept of Commerce, Washington D.C., 1945.

② Scott C. et al. *Comparison of the pharmacologic properties of some new analgesic substances Curr. Res. Anaesth. Aualg*. 1947, 26, p.3

③ Andrew Preston. & Gerald Bennett. *A Secret history? The truth behind methadone. Druglink*. January/February 1996. p.17

The Health Research Council (City of New York Department of Health), Department of Hospitals 和 the Community Mental Health Board of New York City 立项资助了洛克菲勒大学医院的 Vincent Dole Marie Nyswander 夫妇进行的美沙酮维持治疗科学实验项目，[①]在 1964—1967 年间，该试验项目陆续发表了一系列研究报告，试图证明美沙酮可以抑制和戒断瘾君子对海洛因的依赖需求，即美沙酮可以替代海洛因，进而使瘾君子转而服用美沙酮这样“安全、可控、相对低危害”的药物。实验报告的发表对 20 世纪 70 年代初期尼克松总统主政时期推广美沙酮维持治疗项目提供了最基础的科学依据，Vincent Dole 本人也于 1988 年获得美国的 The Albert Lasker 医学研究奖(被誉为美国的诺贝尔医学奖)的荣誉。美沙酮维持治疗设计原理大致为：减少对海洛因的渴求，抑制戒断症状，阻断欣快感；目标是：减少对毒品的需求和滥用，降低因吸毒引起的犯罪和反社会行为。美沙酮维持治疗实验后美国政府在日益严重的海洛因滥用背景下先后密集通过一系列法案，为美沙酮维持治疗技术的推广起到了推动作用。同期一些国家和地区如澳大利亚、荷兰、中国香港地区等也宣布开展相关美沙酮维持治疗技术以应对本地区的毒品滥用和毒品犯罪问题。

1981 年，艾滋病病毒在美国被发现，被称为世纪瘟疫的艾滋病以极快的速度在地球传播，通过静脉注射毒品的瘾君子们又成了感染艾滋病病毒的高风险群体，针对这一人群的防艾工作为美沙酮维持治疗推广提供了又一个通道。艾滋病的快速传播速度和高风险人群的激增数量让国际社会，特别是欧洲国家纷纷出台支持美沙酮维持治疗的政策和计划，联合国和世界卫生组织也加大力度向各国政府推荐美沙酮维持治疗技术以控制吸毒人群感染艾滋病的机会。美沙酮维持治疗技术与“降低危害”的防治艾滋病策略捆绑到了一起，这项技术随后被一些实行毒品严禁政策国家和地区(如韩国、日本、伊朗、马来西亚、中国大陆及台湾地区等)逐步采用而达到了技术运用的高峰期。

---

① Vincent P. Dole, MD; Marie Nyswander, MD. *A Medical Treatment for Diacetylmorphine (Heroin) Addiction: A Clinical Trial With Methadone Hydrochloride*. *JAMA*. 1965; 193(8): 646 - 650. Vincent P. Dole, MD; Marie Nyswander, MD. *The Treatment of Heroin Addiction*. *JAMA*. 1966; 195(11): 972 - 972. Vincent P. Dole, MD; Marie E. Nyswander, MD; Alan Warner, PhD. *Successful Treatment of 750 Criminal Addicts*. *JAMA*. 1968; 206(12): 2708 - 2711.

## 第二节 美沙酮维持治疗的演变与沿革

### 一、美沙酮维持治疗在美、英等国的现状

检索美、英两国主流媒体如:《纽约时报》《华盛顿邮报》《华尔街日报》《时代》周刊、《今日美国》《泰晤士报》《卫报》《基督教科学箴言报》《每日邮报》等[①]可以发现上述报刊对美沙酮维持治疗的关注度很高,这反映出美沙酮治疗早已不仅限于医学医疗范畴,而是一个时刻备受关注、评估、争议的综合性、复杂性的公共卫生和社会安全议题。美沙酮维持治疗受到关注和争议的背后,所反映的是人们对自身难以克服的药物成瘾和依赖顽疾的深刻反思,人们对待药物滥用和成瘾的态度及应对逻辑,以及禁毒防艾策略的历时性演变。美沙酮维持治疗在美、英国家的争议演变是与其国家认识和应对毒品策略紧密相关的,是受政治、经济、社会、文化等诸多因素背景影响的,是与重大公共卫生问题之一的艾滋病防治紧密联系在一起的。当前以美国、英国、加拿大、澳大利亚等国家为例,美沙酮维持治疗模式大致形成了美国的"高门槛"与英、澳的"低门槛"两种类型。两种类型的形成与美、英等国家在自身应对毒品成瘾的历史经历和现实问题有关。美国的"高门槛"美沙酮维持治疗类型是指美沙酮的使用受到严格的管制,参加服药人群受到地点、时间限制和人为监督,一定服药周期后还得接受包括尿检在内的后期检查与评估措施等,在部分联邦州(Idaho, Mississippi, Montana, North Dakota, South Dakota, West Virginia, Vermont and New Hampshire),美沙酮维持治疗不被使用和禁止;英、澳等国的"低门槛"美沙酮维持治疗类型

---

① http://query.nytimes.com/search/sitesearch/?action=click®ion=Masthead&pgtype=Homepage&module=SearchSubmit&contentCollection=Homepage&t=qry877#/methadone; http://www.washingtonpost.com/newssearch/search.html?st=methadone&submit=提交; http://online.wsj.com/search/term.html?KEYWORDS=methadone&mod=DNH_S; http://search.time.com/results.html?Ntt=methadone; http://www.usatoday.com/search/methadone/; http://www.thesundaytimes.co.uk/sto/public/sitesearch.do?querystring=methadone§ionId=2&p=sto&bl=on&pf=all; http://www.theguardian.com/society/2012/jan/10/why-methadone-drugs-dont-work

是指美沙酮的使用入组条件比较宽松，目的是为了吸引更多阿片类瘾君子前来服药，可以一定程度容忍或接受部分治疗者使用海洛因的情况。以上两种类型反映出在对待海洛因成瘾依赖问题上美国与英联邦国家的异同点，即在接受美沙酮维持治疗态度方面英联邦国家设限更低，而美国国内则以各联邦州为主体通过地方政府选择是否在其境内开展美沙酮维持治疗计划。在美沙酮维持治疗性质和形式上，英联邦国家以社区卫生服务的性质开展治疗行动，美国更倾向于是医疗戒毒体系中的一种方法。在美沙酮维持治疗内容和操作程序上，英联邦国家入组条件宽松，而美国的入组条件比较严格。

## 二、美、英两国在应对毒品和药物成瘾方面的策略选择

检审历史，可以对当前美沙酮维持治疗在两国开展的经历与现状有更清楚的认识。权威专家编著的《剑桥世界人类疾病史》中提道："尽管我们努力试图从生理学和心理学角度给出成瘾性的定义，但成瘾性仍然是一个模糊的概念。"[①]这说明成瘾性依旧需要时间和证据去证明成瘾的缘由，目前国际上通行的对药物成瘾特别是毒品成瘾的定性为一种慢性复发性脑病，表现为不顾不良后果、强迫性寻求及使用毒品的行为，同时伴有不同程度的个人健康及社会功能损害。毒品和药物（这里主要以鸦片及鸦片类制品模型作为论述对象）成瘾的应对在美英两国形成了各自特点和策略。美国在《哈里森麻醉品税法》出台之前对鸦片类制品的管制基本将权限交由各个州进行处理，州级政府又基本不对鸦片类制品进行限制。直到 19 世纪末 20 世纪初，部分州规定一些鸦片类制品的获得需要专门医师的处方权，但州与州之间涉及鸦片类制品的贸易不受任何限制。在这期间，人们已认识到鸦片类制品的成瘾性和损害性，从以前的私人领域成瘾问题逐步过渡到公众领域成瘾问题，成瘾道德罪恶论与疾病治疗论同步并行（各有各的舆论支持阵营），但成瘾疾病治疗的概念被公众在逐步接受。而英国与美国有着完全不一样的社会背景，英国对鸦片类制品的立法治理直到 1920 年的《危险品法令》出台作为标志，但是英国没有美国当时所面临的巨大鸦片类制品成瘾危

① 肯尼思·F.基普尔主编：《剑桥世界人类疾病史》，上海科技教育出版社 2007 年版，第 151 页。

机，吸食者都是国内精英阶层和中产阶级且范围有限，所以英国对成瘾的理解和应对较美国宽容。典型的代表就是所谓“英国模式或英国体系”(British system)的《罗伦斯顿报告》(*The Rllleston Report*，1926)所倡导建立的一系列针对成瘾人群的应对策略，大致观点包括：“成瘾是疾病需要由医师进行专门治疗，成瘾者是病人，医生可根据成瘾情况开具处方提供治疗而不用向政府有关部门通报。”[①]《罗伦斯顿报告》奠定了英国医疗处方模式应对毒品成瘾的法律基础和指导思想，所以也就决定了英国对待药物成瘾问题上的基本态度和理念方向。如前所述的美国关于对鸦片类制品成瘾的治理，一是要考虑从司法层面入手，即立法从严处理毒品吸食者和贩卖者，二是逐渐地接受并在一些州试点从医疗层面对成瘾者的治疗。有学人对美国近百年的毒品应对策略做了很好归纳，即“美国毒品控制模式，是一个包含了禁毒外交模式、法律惩戒模式与成瘾治疗模式‘三位一体’的全方位毒品控制体系”。[②] 而在美国当时医学界中对鸦片类物质成瘾的讨论非常活跃，形成了三种对成瘾治疗的观点，即干戒法(突然戒断法)、渐进式戒法、鸦片维持戒法。特别是鸦片维持戒法的讨论影响较广，《美国医学会杂志》曾于1909—1917年发表了多篇讨论鸦片维持法(又称为Towns-Lambert疗法)的论文。[③] 这可能为20世纪60年代多尔(Vincent Dole、Marie Nyswander)夫妇的美沙酮维持治疗科学实验奠定了一些研究启发或者可以说是美沙酮维持治疗理念的重要参考模型。

---

① Terry Stimson. Views of a Sociologist: Drug Problems as an Everyday Part of Our Society. *British Journal of Addiction*, 1983, Vol.78, No.2, p.120.

② 陈新锦：《早期美国毒品控制模式研究》，福建师范大学博士论文，2011年5月；林晓萍：《美国毒品控制模式研究：1945—1973》，福建师范大学博士论文，2012年5月。

③ Alexander Lambert. The Obliteration Of The Craving For Narcotics. *JAMA*. September 25, 1909. p.985 - 989. George E. Pettey. The Obliteration Of The Craving For Narcotics Review Of The Article Of Dr. Alexander Lambert. *JAMA*. May 14, 1910. p.1593 - 1596. C. C. Wholey. Comments on Dr. Pettey's Article Criticizing the Lambert Treatment for Drug Addictions. *JAMA*. July 9, 1910. p.140. George E. Brown, L. W. Baskett. A Case Of Mercuric Chlorid Poisoning, With Special Reference To The Lambert Treatment. *JAMA*. June 2, 1917. p.1622 - 1623.

4

# 第四章　美沙酮维持治疗行动：世界与中国的实践

## 第一节 “勾勒姆医生”之困与美沙酮维持治疗争议

美沙酮维持治疗项目是当今国际社会中 79 个国家和地区用于防艾禁毒策略的干预技术。美沙酮维持治疗项目历经半个世纪的科学实验、国家推广、国际发展，积累了大量的科研数据与实践经验，在此基础上特别是在新千年后，形成了联合国艾滋病规划署、联合国毒品与犯罪问题办公室及世界卫生组织的一致立场并向各国推荐。与此同时该项技术又伴随着半个世纪的学术界和实务界的争议，可以说，这项并无复杂治疗原理的技术在承载人类克服海洛因成瘾和艾滋病防治的期盼时，却产生了医学技术与社会的复杂互动关系，并随之引出医学技术的社会文化适应性的长久讨论。

2014 年 12 月 31 日，国家卫生和计划生育委员会、公安部、国家食品药品监管总局三部委联合出台了《戒毒药物维持治疗管理工作办法》以及于 2016 年 8 月 19 日国家卫计委办公厅、公安部办公厅、司法部办公厅联合印发的《关于加强戒毒药物维持治疗和社区戒毒、强制隔离戒毒、社区康复衔接工作的通知》，这标志着自 2001 年开始在我国实施的美沙酮维持治疗项目进入有正式明确管理操作规程阶段和在禁毒防艾领域所赋予的功能作用。关于美沙酮维持治疗项目从试行到出台正式管理工作办法，中国用了 10 余年时间，而作为代表海洛因成瘾医学治疗技术的美沙酮维持治疗项目，在国际社会中的争议已存在近 60 年且仍将持续进行着。美沙酮维持治疗技术究竟是怎样的一个医学技术，能产生如此持久的科学争议和现实争论？该项医学治疗技术的背后究竟存有怎样的复杂社会文化背景和互动关系？争议声中的美沙酮维持治疗技术恰恰凸显了英国科学技术哲学家哈里·柯林斯(Harry Collins)和特雷弗·平奇(Trevor Pinch)先生提出的“勾勒姆医生”之困的境况，“勾勒姆医生”与医学技术的“勾勒姆化”所隐喻出作为救治人类疾病的强大医学技术存有其局限性和有限性的一面。特别是在克服鸦片及其鸦片生物碱制品类成瘾性问题上，人类社会经历了一段不寻常的征途且仍在努力求索克服之道。作为以医学技术原理为支撑的美沙酮维持治疗技术，在应对海洛因成瘾过程中除科学技术之外的社会、文化、伦理、道德、宗教因素也是影响科学技术实际效果的重要变量。唯物辩证地看待当下医学技术的使用问题是处理医学技术与人类社会之关系的出发点，也是人类社会与医学技术互构互容的平衡点。

在完成千年发展目标设定之2015年到来之际，联合国艾滋病规划署发布的《2015年联合国艾滋病差距报告》(*United Nations report on HIV/AIDS 2015*)中提到在192个国家或地区中提供有鸦片类替代治疗项目的只有79个，提供针具交换项目的国家或地区则更少只有55个。这里的鸦片类替代治疗项目主要包括美沙酮(Methadone)和丁丙诺啡(Buprenorphine)维持/替代治疗项目，而以美沙酮作为维持/替代治疗最为通行。从20世纪50年代中后期开始，北美的加拿大和美国的药物成瘾专家进行的美沙酮维持治疗医学实验至今算起近60年时间，全世界仅就1/3强的国家愿意提供美沙酮维持治疗项目，可以看出各国接纳这项技术背后的复杂性考虑。

## 一、相关争议介绍

### 1. 争论的演变与主要争议点

随着20世纪50年代末60年代的美英国家海洛因成瘾危机的愈演愈烈，美沙酮及其维持治疗开始引起世人关注。"二战"结束后美国首次揭开了美沙酮的神秘面纱，美欧等国对美沙酮的介绍和研究增多，除了其镇痛功效外美沙酮的成瘾性和中毒研究以及其在部分瘾君子中流行使用情况也引起了研究关注。在1948年Anslinger[①]通过对美国一个地区的部分瘾君子服用美沙酮情况的调查，发出美沙酮与其他鸦片类制品一样具有成瘾性的警告。同样的研究也在一些学术期刊上进行着讨论。[②] 1952年H. F. Fraser等人对美沙酮中毒的案例进行了初步研究。[③] 随着海洛因的广泛流行及其成瘾

① H. J. Anslinger. Methadon Addiction. JAMA. 1948. October. 23, p.609.

② Victor H. Vogel, Harris Isbell, Kenneth W. Chapman. Present Status Of Narcotic Addiction: With Particular Reference to Medical Indications and Comparative Addiction Liability of the Newer and Older Analgesic Drugs. JAMA. December 04, 1948. p.1019 - 1026. Current Concepts in Therapy: Analgesic Drugs — Narcotics — II. N Engl J Med. December 12, 1957. p.1184. A. D. Macdonald. Some Thoughts Of A Pharmacologist On The Problems Of Drug Addiction. British Journal of Addiction to Alcohol & Other Drugs. 19th January, 1954, p.21 - 24.

③ H. F. Fraser, Abraham Wikler, A. J. Eisenman, Harris Isbell. Use Of N-Allylnormorphine In Treatment Of Methadone Poisoning In Man Report Of Two Cases. JAMA. April 05, 1952. p.1205 - 1207.

问题的凸显，以及1948年世界卫生组织建立后加大对成瘾问题的研究，学人们对包括美沙酮在内的鸦片类制品的成瘾原因进行了讨论，其中一些讨论[①]或多或少地影响了对在其后纽约开展的美沙酮维持治疗科学实验及其用于治疗海洛因成瘾功效质疑的争论。此外在20世纪50年代中期，加拿大不列颠哥伦比亚省温哥华市进行的鸦片类制品成瘾治疗项目，并于1959年成立了世界上第一个美沙酮维持治疗项目(MMTP)。[②] 项目负责人之一的Dr. Robert. Halliday[③]认为“美沙酮对于瘾君子们就像胰岛素之于糖尿病患者”(Methadone is to the Addict as Insulin to the Diabetic.)。1961年的联合国《麻醉品单一公约》(*Single Convention on Narcotic Drugs*)中明确将美沙酮列入管制名单中宣告了其首次被国际社会统一认定为受严格管制类麻醉品即毒品的属性，这也为日后美沙酮作为替代维持治疗的药物不被一些国家认可和接受所提出的基本理由。美英关于美沙酮维持治疗的争论演变主要经历了三个时期，即20世纪60—80年代初的治疗质疑论争，20世纪80年代中后期—21世纪初的减少危害策略论争，进入21世纪以来的全球卫生理念及治疗综合平衡论争。每个时期都有较为集中的争议点，我们将关于美沙酮维持治疗每个时期的主要争议点梳理归纳如下：① 20世纪60—80年代初关于对美沙酮维持治疗质疑的争论是这一治疗方法自产生20年来最大的争议点，包括多尔(Vincent Dole)医生本人更是积极参加到这场毒品抑或药物的争论当中。争论的地点除了美国学界外，英国、加拿大、澳大利亚等国的学界也是不遗余力地进行争论。争论的高潮标志出现在美国食品药品监管部门宣布正式批准美沙酮作为特殊“药物”的功能和尼克松总统发动的

① Isbell H, Wikler A, Eddy NB, Wilson JL, Moran CF. Tolerance and addiction liability of 6-dimethylamino-4-4-diphenyl- hyptanone-3 (methadon). J Am Med Assoc. Dec 6, 1947. p.888 - 894. Arthur Henry Douthwaite. The Proposed Legislation Banning The Legal Production Of Heroin In Great Britain. British Journal of Addiction to Alcohol & Other Drugs. July 1956. p.42. H. Halbach. Possibilities Of Prevention Of Drug Addiction. British Journal of Addiction to Alcohol & Other Drugs. January 1959. p.27 - 44. Harris Isbell. Perspectives In Research On Opiate Addiction. British Journal of Addiction to Alcohol & Other Drugs. January 1961. p.17 - 29. Abraham Wikler. On The Nature Of Addiction And Habituation. British Journal of Addiction to Alcohol & Other Drugs. July 1961. p.73 - 79.

② Methadone Maintenance Program: Clinical Practice Guideline. College of Physicians and Surgeons of British Columbia. February 2014. https://www.cpsbc.ca/files/pdf/MMP-Clinical-Practice-Guideline - 2014 - 02.pdf J. E. Peachey, T. Franklin. Methadone Treatment of Opiate Dependence in Canada. British Journal of Addiction. September 1985. p.291 - 299.

③ Ingeborg Paulus, Robert Halliday. Rehabilitation and the Narcotic Addict: Results of a Comparative Methadone Withdrawal Program. Canad. Med. Ass. J. Mar. 18, 1967. p.655 - 659.

"向毒品宣战"行动,两件事情最终推动了美沙酮维持治疗方法逐步走向全美,而受美国政府以上举措的影响包括英国、澳大利亚、香港地区等开始在其境内推广美沙酮诊所和美沙酮维持治疗项目,尽管争论继续进行。多尔在《成瘾》《新英格兰医学》《美国医学会期刊》《美国国家科学院院刊》上介绍和回应对美沙酮维持治疗的疑虑,同时他也承认治疗也不能完全尽如人意。争议的焦点集中在对"康复"(Rehabilitate)的界定和范围以及治疗所能起到的效用。譬如 Victor H. Vogel[①] 质疑美沙酮治疗就像之前海洛因治疗吗啡成瘾一样流产,Thomas Connor 等认为[②]美沙酮维持治疗本身有缺陷,不能仅仅指望治疗就能解决成瘾问题,还得考虑治疗过程中复杂的辅助程序。多尔在 1976 年对以上的争议的回应有一个系统总结,认为美沙酮治疗的目的是让成瘾者逐步康复,但康复程度是受到包括政治、提供治疗机构的能力、社会环境等因素的影响。[③] ② 20 世纪 80 年代中后期直至 21 世纪初期关于人类在遭受到重大传染病如艾滋病、肺结核、丙肝等的侵害,特别是依靠静脉注射毒品的庞大易感人群与美沙酮维持治疗之间的利害关系的争论进而关于对"减少危害"(Harm Reduction)策略的争论,持续不断。欧洲国家在这期间纷纷宣布在其境内推广美沙酮维持治疗项目,特别是之前一直对美沙酮非常抵触的法国也容许了美沙酮维持治疗的存在与不断扩大。减少危害策略争论发源于英国,对澳大利亚、加拿大等英联邦国家影响较大,美国部分认可减少危害策略中的美沙酮维持治疗方法但对针具交换项目持保留态度。20 世纪 70 年代后期美沙酮维持治疗进入到一个低潮期,已实行的国家中原初建立的一些门诊因多种原因无法经营而被撤销。以加拿大为例,1972 年全国共有 24 间门诊,到 1975 年时下降 33%,到 1985 年全国仅有 8 间门诊在营运。而此时艾滋病在美国被发现,随着对艾滋病传播感染规律的研究深入,发现静脉注射吸毒人群中感染比例非常高,此后关于美沙酮维持治疗的争论又一次被推向高潮。"减少危害"(Harm Reduction)策略缘于公共卫生干预理念和国际禁毒领域中提出的"减少供应,减少需求"全面平衡方法。持美沙酮维持治疗减害观点的认为,既然无毒社会是乌托邦,那就

---

① Victor H. Vogel. The Treatment of Drug Addiction. *JAMA*. November 8, 1965. p.680 - 681.

② Thomas Connor, Eleanor Kremen. Methadone Maintenance — Is It Enough? *British Journal of Addiction to Alcohol & Other Drugs*. June 1971. p.53 - 70

③ Vincent P. Dole. Methadone Maintenance Treatment A Ten-Year Perspective. *JAMA*. May 10, 1976. p.2117 - 2119.

得务实来面对并采取实用策略；反对意见认为减害策略会误导大众对瘾君子们有放纵之嫌。③ 进入21世纪以来全球卫生（Global Health）的理念和综合平衡的治疗方法讨论又引起了关注，全球卫生（Global Health）理念缘于1978年世界卫生组织阿拉木图宣言所倡导的“人人享有获得健康的权利”目标。进入21世纪后，美国积极提倡全球卫生的理念并与世界卫生组织和联合国的专门组织开展密切合作。随着艾滋病、肺结核、丙肝等恶性传染病传播范围和速度的加快，被波及的地区愈加增多，比如亚洲、非洲、东欧等地区。国际社会需要团结起来应对挑战，使得超越国界的大规模卫生干预行动成为迫切。全球卫生理念中，“全面可及”“每人获得健康权”等核心思想符合应对未来这些挑战的行动理论基础，得到了联合国及世界卫生组织大力支持和推动。美沙酮维持治疗也在全球卫生理念下进行了广泛的讨论。代表性的观点认为吸食毒品已成为全球性的问题，哪一个国家都不能置身事外，对瘾君子的干预、治疗、护理等行动紧迫且要全面可及，让公共卫生资源最大限度地发挥出作用。

2. 争议在美、俄两国

（1）在美国

美沙酮维持治疗技术得以在美国出现并随后得到联邦政府的推行是有着深刻而复杂的历史社会背景，1914年《哈里森麻醉品税法》颁布之前的美国社会普遍流行私人医生给病人开具阿片类药物的做法，这是美国药物成瘾依赖治疗医学化治理逻辑最早的历史依据和惯习。40多年后联邦政府相继颁布出台的 *Narcotic Addict Treatment And Rehabilitation*，1966、*A National Research Program To Combat The Heroin Addiction Crisis*，1971、*Amendments To The Narcotic Addict Rehabilitation Act*，1971、*Drug Abuse And Treatment Act - 1972*、*Methadone Diversion Control Act Of 1973*、*Narcotic Addict Treatment Act Of 1974* 等法案[①]从不同角度又为药物成瘾依赖医学化治疗提供了平台，而争议也随之而来。1972年4月14日出版的《自然》登载 *Methadone Approval Sparks Controversies* 一文，“对美国食品药品监管局批准美沙酮是安全和有效治疗海洛因成瘾的申明

① 参见美国国会文献集（U.S. Congressional Serial Set）网 http://infoweb.newsbank.com/?db=SERIAL&s_startsearch=keyword。

表示质疑并指出之所以批准的背景，是为了截断黑市上的美沙酮泛滥而不是建立在确切科学实验基础上的行政批文。”①美沙酮的滥用问题和缺乏政府的有效监管好似又回到了1914年《哈里森麻醉品税法》之前的阿片类物质的滥用和没有有效监管的时代。而以美沙酮问题讨论主阵地的美国医学会在其主办的*JAMA*②上对美沙酮及其维持治疗的争议也达到了高潮，如美沙酮的成瘾性、美沙酮过量服用、美沙酮致肺水肿、美沙酮维持治疗的服务管理问题、美沙酮对孕妇和儿童的影响、美沙酮的排毒、美沙酮剂量控制等。多尔在1976年5月10日的*JAMA*发表总结和讨论美沙酮维持治疗10年来的情况，坦言道“十年后的今天过于乐观估计美沙酮维持治疗项目在应对海洛因成瘾人群的作用，大街上成群的海洛因吸食者甚至更多，美沙酮维持治疗技术还需在许多细节上进行探索。”③另在1988年11月25日出版的*JAMA*上多尔承认“美沙酮维持治疗技术对海洛因严重成瘾者是无法治愈的”。④ 随着美沙酮维持治疗项目的推进暴露出的问题也十分多，但始终未能影响美国医学界对美沙酮是治疗海洛因成瘾的最佳选择这一立场。20世纪80年代后期关于美沙酮维持治疗与防治艾滋病的讨论开始，虽然美沙酮维持治疗技术有许多缺陷，但在防治艾滋病作用是独特的被一些研究所证实。进入20世纪90年代后争议围绕联邦政府的一些限制性规定和最大化在全美推行美沙酮维持治疗技术展开，多尔在1995年10月25日*JAMA*上

---

① Our Washington Correspondent. *Methadone Approval Sparks Controversies*. *Nature* 236, 322 - 323.

② Bernard W. Casselman, MD. *Heroin Addiction and The Fifth Estate*. *JAMA*. 1965; 194(6): 680 - 680. David P. Ausubel, MD, PhD. *The Dole-Nyswander Treatment of Heroin Addiction*. *JAMA*. 1966; 195(11): 949 - 950. Henry Brill, MD. *Methadone Maintenance: A Problem in Delivery of Service*. *JAMA*. 1971; 215(7): 1148 - 1150. Edward A. Nol, MD. *Methadone Program Problems*. *JAMA*. 1971; 215(7): 1158 - 1159. David W. Fraser, MD. *Methadone Overdose: Illicit Use of Pharmaceutically Prepared Parenteral Narcotics*. *JAMA*. 1971; 217(10): 1387 - 1389. Ronald L. Krome, MD; Harold A. Jayne, MD. *Methadone Misuse*. *JAMA*. 1971; 217(13): 1864 - 1865. J. Mark Kjeldgaard, MD; Gary W. Hahn, MD; John R. Heckenlively; Edward Genton, MD. *Methadone-Induced Pulmonary Edema*. *JAMA*. 1971; 218(6): 882 - 883. William H. Dobbs, MD. *Methadone Treatment of Heroin Addicts: Early Results Provide More Questions Than Answers*. *JAMA*. 1971; 218(10): 1536 - 1541. Regine Aronow, MD; Shashi D. Paul, MD; Paul V. Woolley, MD. *Childhood Poisoning: An Unfortunate Consequence of Methadone Availability*. *JAMA*. 1972; 219(3): 321 - 324.

③ Vincent P. Dole, MD; Marie E. Nyswander, MD. Methadone Maintenance Treatment: A Ten-Year Perspective. JAMA. 1976; 235(19): 2117 - 2119.

④ Vincent P. Dole, MD. Implications of Methadone Maintenance for Theories of Narcotic Addiction. JAMA. 1988; 260(20): 3025 - 3029.

发文就联邦政府的政策规定评论道："国会应采取明智的行动听取国家科学委员会医学研究院报告的建议，采取有利于美沙酮维持治疗技术实施更宽松的政策规定。"[①]之后国家卫生研究院（NIH）组织专家们于1997年以会议纪要[②]的形式向联邦政府和有关州呼吁，为更好地推广美沙酮维持治疗技术提供各种条件。在美国社会，对美沙酮维持治疗的争议虽一直持续但不影响主流医学界接受这一技术，医学界的讨论进而影响到民众态度和政府的决策。

（2）在俄罗斯

据2013年1月24日出版的*Interfax: Russia & CIS Health & Pharmaceuticals*报道[③]俄罗斯卫生部长关于明确反对美沙酮维持治疗药物成瘾的文章，反映出美沙酮维持治疗在最大争议国俄罗斯的现状。俄罗斯继承苏联[④]一贯对待毒品政策的态度，即严厉禁止阿片类药物包括美沙酮在内。俄罗斯在对待毒品的态度是绝没有模糊地带，美沙酮是被法律所禁止的危险麻醉品，美沙酮维持治疗是在错误逻辑下的衍生物是不能被接受的。苏联时期的麻醉品研究专家曾对美沙酮治疗海洛因成瘾开展过一系列科学实验，但结论认为美沙酮比海洛因更具危险性和成瘾性，西方国家的美沙酮维持治疗技术缺乏足够的科学实验依据，是不能成立的。另从社会伦理道德层面上看，美沙酮是危险的麻醉品，被法律所禁止，"以毒攻毒"的做法显然站不住脚。苏联解体后俄罗斯在面临长时间经济不景气的社会背景下，国内社会问题频出，其中包括毒品泛滥，据联合国报告[⑤]称："俄罗斯的瘾君子中感染艾滋病机会比例很高，通过静脉注射毒品感染艾滋病人群集中于15—30岁之间的青年人。"关于美沙酮维持治疗的争议就由此而来了。*The Lancet*、*International Journal of Drug Policy*、Harm Reduction

---

① Vincent P. Dole, MD. On Federal Regulation of Methadone Treatment. JAMA. 1995; 274(16): 1307 - 1307.

② National Consensus Development Panel on Effective Medical Treatment of Opiate Addiction. Effective Medical Treatment of Opiate Addiction. JAMA. 1998; 280(22): 1936 - 1943.

③ State Policy and State Regulation; Russia opposes methadone maintenance therapy for drug addicts. Interfax: Russia & CIS Health & Pharmaceuticals [Moscow] 24 Jan 2013. http://search.proquest.com/docview/1284703108? accountid=13151

④ 刘良述：《苏联的吸毒及麻醉品管制刍议》，《华西药学杂志》1990年第5期；江焕波、蔡志基、刘良述、戴酩：《苏联及匈牙利的吸毒问题和麻醉品管制措施》，《中国药物依赖性通报》1988年第2期。

⑤ AIDS epidemic update. UNAIDS/WHO. December 2006. p.37 - 43

Journal等杂志①上有多篇文章就此争议展开了讨论，争议的焦点分别为：俄联邦当局的毒品法律和毒品政策、俄罗斯对推行美沙酮维持治疗技术的漠视、在俄罗斯开展的部分非政府组织资助的针对静脉吸毒人群防艾行动未获在全俄境内推行、对俄罗斯相关药物成瘾医学科研的讨论等。俄罗斯关于美沙酮维持治疗的争议主要是外国的科学家对俄罗斯现行禁毒防艾体制的部分不认可，认为由于这样的体制和国家的禁毒法律阻碍了对该国艾滋病传播和海洛因成瘾人群的治疗。俄罗斯对外界的回应从该国向联合国提交的 *National Human Development Report in the Russian Federation 2010/Millennium Development Goals in Russian: Looking into the Future*② 中可见一斑："俄罗斯认为本国有自己的一个非常具体的流行病学特点和情况，会按照自己的重点去应对。"

从1964—1967年间美沙酮维持治疗的科学实验研究系列论文公开发表后的近50年来，美沙酮维持治疗技术一直存有不断的争议，争议声中既有技术本身和医患关系层面的，也有社会伦理道德层面的，争议双方均各执一词。从美国和俄罗斯两国对待美沙酮维持治疗技术的态度上大致可以表明两种认识论，即美国的成瘾依赖疾病观和俄罗斯的成瘾依赖社会道德严禁观。2013年的美国 *National Drug Control Strategy*③ 强调"Drug policy reform should be rooted in neuroscience—not political science. It should be a public health issue, not just a criminal justice issue."上述表述言简意赅地

---

① Richard Elovich. & Ernest Drucker. On drug treatment and social control: Russian narcology's great leap backwards. Harm Reduction Journal 2008, 5: 23; Ed Holt. Russian injected drug use soars in face of political inertia. The Lancet. 376. 9734, 3 - 9 July 2010, P. 13 - 14; Anonymous. Russia's punitive drug laws. The Lancet. 377. 9783, 18 - 24 Jue 2011, p.2056; Talha Burki. Russia's drug policy fuels infectious disease epidemics. The Lancet Infectious Diseases. 12.4, April 2012, p.275 - 276; Asya Bidordinova. Gaining the evidence—legal obstacles and the role of scientists. International Journal of Drug Policy. 13.6, December 2002, P.461 - 462; The future of harm reduction programmes in Russia. The Lancet. 374. 9697, 10 - 16 Oct 2009, p.1213; Martin Wall. et al. Sex, drugs and economic behaviour in Russia: A study of socio-economic characteristics of high risk populations. International Journal of Drug Policy. 22.2, Mar 2011, p.133 - 139; Erin Finnerty. Opiate substitution treatment in the former Soviet Union. The Lancet. 368.9541, 23 - 29 Sep 2006, p. 1066; Daniel Wolfe. Paradoxes in antiretroviral treatment for injecting drug users: Access, adherence and structural barriers in Asia and the former Soviet Union. International Journal of Drug Policy.18.4, Aug 2007, p.246 - 254.

② www. un. org/.../pdfs/national% 20human% 20development% 20report% 20in% 20the% 20russian%20federation%202010.pdf.

③ http://www.whitehouse.gov/ondcp/drugpolicyreform.

道出了美国政府的毒品观，这就不难理解美沙酮维持治疗历经60年发展背后的原因。而俄罗斯的毒品观显然不以疾病论为基础，所以“减少需求”“减少犯罪”“慢性复发性脑病”“降低危害”“姑息医学”等西方国家推广美沙酮维持治疗技术的理由在俄罗斯政府看来都是达到特定目的的说辞而已，拒绝的理由很简单，即美沙酮与海洛因一样是毒品。如上所述美沙酮维持治疗技术在美俄两国所处的境遇说明技术获得社会接受认同的影响尤为关键，美国社会可以接受毒品成瘾是“慢性复发性脑病”结论继而采取治疗疾病的方法，与此相反的俄罗斯从一开始就不接受毒品成瘾是疾病的论调，故而采取了不同的措施应对毒品和成瘾问题。

3. 对上述争议演变的评论

2004年出版的由世界卫生组织、联合国毒品与犯罪问题办公室、联合国艾滋病规划署三方协调立场的《处理鸦片类物质依赖和预防艾滋病病毒/艾滋病方面的替代性维持疗法：立场文件》代表了国际权威性专业技术性组织对美沙酮维持治疗的基本态度和立场。也正是这一立场的表达，国际社会如中国、伊朗、越南、印度尼西亚、马来西亚、中国台湾等亚洲国家和地区纷纷出台政策响应和启动规模实施美沙酮维持治疗项目。需要特别指出的是，美沙酮维持治疗在俄罗斯是不被政府认可的，[①]一些正在实施美沙酮维持治疗项目的中亚国家如哈萨克斯坦的国内部分专家通过向总统纳扎尔巴耶夫致联名信的方式列举美沙酮治疗项目将会对国家和民族产生的种种负面影响，表达出撤销该项目急迫性的强烈意愿。目前美沙酮项目在哈萨克斯坦没有再进行扩展。[②] 此外在英国的威尔士和苏格兰地区，美沙酮维持治疗项目也遇到了一些困境。[③] 克里米亚申请脱乌入俄后的美沙酮维持治疗项目，有学人担忧其替代维持治疗项目因受俄罗斯的影响很快就可

---

① Michael Schwirtz. Russia Scorns Methadone for Heroin Addiction. The New York Times. July 22, 2008; State Policy and State Regulation; Russia opposes methadone maintenance therapy for drug addicts. Interfax: Russia & CIS Health & Pharmaceuticals [Moscow] 24 Jan 2013.

② Vladimir Prokopenko. Kazakhstan Healthcare Ministry will not expand methadone program. 2013. http://en.tengrinews.kz/health/Kazakhstan-Healthcare-Ministry-will-not-expand-methadone-program-21591/. David Trilling. Kyrgyzstan: Methadone Debate Puts Program at Risk. August 14, 2012. http://www.eurasianet.org/node/65781.

③ Lindsay McIntosh. Scottish methadone programme "disaster". *The Times*. August. 18, 2012. David Lee and Mark Macaskill. Welsh backs cold turkey for addicts. *The Times*. August. 9, 2009.

能终止。①

上述两类情况可以看出世界各国对美沙酮维持治疗态度是有很大差异的，这也正好从一个侧面反映出美英等国近半世纪关于美沙酮维持治疗争议演变的影响以及美沙酮介于毒品和药物背后的复杂关系写照。从质疑治疗的功效和得失争论到减少毒品需求和艾滋病的危害作用策略争论，再到治疗需考虑采取全球卫生理念和包括心理学、神经生物学、公共卫生、社会工作等多学科共同参与的综合平衡方法争论，表明美沙酮维持治疗技术的高度敏感性、复杂性和受多种限制条件进行治疗运用的现实情况。争议演变的过程可以证明美沙酮维持治疗技术绝对是一个“高门槛”的特殊治疗技术，要想使得这一技术达到预期目标仅仅不是一个长期服药治疗的动作，也不会像一些人描述的那样如同患高血压等慢性病后需长期服药那样简单，除了服药治疗环节以外需对成瘾者的综合平衡干预同样重要，并应慎重对待。美沙酮维持治疗在美英得到推广并进而逐步在国际社会中得到认同，反映出人类在应对毒品和重大公共卫生事件的处理逻辑，而美沙酮正好符合了这一应对逻辑所采用的工具。检索当前国际主流医学期刊对美沙酮维持治疗的讨论都集中在如何提高维持治疗的质量上，诸如对脱失率、覆盖率、操守率等关键性指标议题，探讨的方法综合了自然科学和社会科学。美沙酮维持治疗的“高门槛”性质以及成瘾者参加治疗期间需辅以多种手段进行干预的现况和美沙酮的毒品属性及其高成瘾性等负面影响，在神经生物学关于成瘾脑疾病治疗技术没有重大突破进展的前提下预计仍将是美沙酮维持治疗经后争议的焦点，这也是那些不认同美沙酮维持治疗在其国家开展的一项重要考虑因素和依据。

2009年由世界卫生组织、联合国毒品与犯罪问题办公室、联合国艾滋病规划署三方联合出版的《技术指南：对艾滋病预防、治疗及静脉注射吸毒者护理的全面可及国家目标制定》中明确了美沙酮维持治疗对静脉吸毒人群全面可及的意义及具体评估措施，这与全球卫生理念倡导的人人享有健康权和治疗的全面可及一致，美沙酮维持治疗之于静脉注射吸毒人群的意义不言而喻。对美英等国关于围绕美沙酮维持治疗几十年争议的影响，借用

---

① Ed Holt. Fears over future of opioid substitution therapy in Crimea. *The Lancet*, Mar 29, 2014 Vol.383 No.9923 p.1113.

哥伦比亚大学 Herbert D. Kleber 在 2008 年对美沙酮维持治疗 40 年反思的那句评论："数以千万计的人被拯救但争议仍存。"①

# 第二节　美沙酮维持治疗行动在中国

## 一、美沙酮治疗项目引入中国的社会背景

来自澳大利亚的联合国艾滋病规划署和国际毒品政策专家 Alex Wodak 博士在 2013 年 7 月 30 日开展的新浪微博访谈记录中说："我最初来中国时，那时中国对减低伤害的理念还非常抵触。'不管黑猫白猫，能抓到老鼠就是好猫'的理念非常实用，这也恰恰是减低伤害理念的精髓。也正因这种实用的理念，中国于 2004 年开始美沙酮治疗，目前已成为世界上最大的美沙酮治疗项目之一，甚至可能是最大的，而没有'之一'。"②Alex Wodak 博士的看法可能从直观上看能代表当下美沙酮门诊及其治疗在中国得以推广的因素，但中国政府决定实施美沙酮门诊及其治疗行动也绝不是如 Alex Wodak 博士表述的那样简单和容易，而是基于对国家所面临严峻的防艾禁毒形势的客观性和阶段性防治干预工作的判断。回顾这一历程，中国政府在推行美沙酮门诊及其治疗行动是稳妥谨慎的，是稳步推进和不断适时调整的一个过程，推行期间所采取的措施是以符合基本国情实际特点为指导原则的并积极借鉴国际社会在美沙酮治疗过程中的经验得失。

1. 中国防艾人民战争之防治工作的需要

防治艾滋病的传播是美沙酮维持治疗项目在中国获得正式推广的最直接因素，联合国千年发展目标确定后，提出世界各国应在 2015 年基本实现在艾滋病防治工作的具体要求，而艾滋病在中国各地的快速传播趋势使得中国政府决策做出遏制艾滋病的一系列政策措施，其中包括推

---

① Herbert D. Kleber. Methadone Maintenance 4 Decades Later. *JAMA*. November 19, 2008. p.2303 - 2305.

② http://www.unaids.org.cn/cn/index/topic.asp?id=953&classname=Statements and Updates&class=2.

广美沙酮维持治疗技术。经吸毒途径通过血液传播艾滋病的高风险人群当时在全部感染艾滋病高风险人群中的比例最高，在借鉴国际社会防艾禁毒实践的基础上，在联合国艾滋病规划署及世界卫生组织的推荐下，我国于2003年底正式出台《海洛因成瘾者社区药物维持治疗试点工作暂行方案》，标志着美沙酮维持治疗技术获得政府支持。随着试点工作的逐步开展，各地美沙酮门诊数量得到了很快发展，据每年的中国禁毒报告和中国防治艾滋病进展报告的统计，美沙酮门诊发挥出了在防艾方面的正面作用。联合国和世卫组织均在各自的报告中对中国推行的美沙酮门诊给予积极肯定。

2. 和谐社会建设背景下新时期禁毒策略的实施

2000年的《中国禁毒白皮书》中提出“创建无毒社区”标志着中国禁毒工作从重禁毒转向禁吸戒毒并举，而且强调毒品问题是一个复杂的社会问题，禁毒工作是一项涉及全社会的系统工程。在此之前的1997年云南省中美戴托普戒毒康复村的创建、1993年国家卫生部门制定的《阿片类成瘾常用戒毒疗法的指导原则》和1995年的《戒毒药品管理办法》、湖南“社区治疗TC模式”以及国家禁毒委员会关注的包头、昆明、乐清、厦门等典型地区创建工作等，都为新时期禁毒策略调整探索了有益的经验和做了铺垫。中共十六大后和谐社会以人为本的建设目标在禁吸戒毒工作中得到了很好贯彻，《国家禁毒委员会2004—2008年禁毒工作规划》中提出：“深入开展禁吸戒毒工作，教育挽救吸毒人员，是解决国内毒品滥用、减少毒品社会危害的重要措施。”2008年的《禁毒法》、2011年《戒毒条例》和《吸毒成瘾认定办法》等均体现出“国家采取各种措施帮助吸毒人员戒除毒瘾，教育和挽救吸毒人员”精神，以上政策为美沙酮维持治疗技术推广起到了推动作用。

## 二、戒毒药物——美沙酮在中国的发展历程

我国对于毒品的定义是依据2008年6月1日起施行的《中华人民共和国禁毒法》第二条的规定：所称毒品，是指鸦片、海洛因、甲基苯丙胺（冰毒）、吗啡、大麻、可卡因，以及国家规定管制的其他能够使人形成瘾癖的麻醉药品和精神药品。根据医疗、教学、科研的需要，依法可以生产、经营、使用、储存、运输麻醉药品和精神药品。另据2005年11月1日施行的《麻醉药品和精神药品管理条例》第三条规定：本条例所称麻醉药品和精神药品，是指列

入麻醉药品目录、精神药品目录的药品和其他物质。目录由国务院药品监督管理部门会同国务院公安部门、国务院卫生主管部门制定、调整并公布。而最新公布并于2014年1月1日《麻醉药品品种目录(2013年版)》(《食品药品监管总局　公安部　国家卫生计生委关于公布麻醉药品和精神药品品种目录的通知》)中包括有美沙酮。

美沙酮属国家严格管制的麻醉品，只有在特定用途中方可使用，这包括了医疗用途。在我国美沙酮作为戒毒药物始于20世纪70年代末，起初仅仅限于戒毒治疗实验。80年代后开始在公安部门与卫生部门联合开设的戒毒医疗机构中进行戒毒治疗，90年代后国家卫生部门制定了《阿片类成瘾常用戒毒疗法的指导原则》用于规范美沙酮这样的戒毒药物在治疗过程中的医疗行为，1995年卫生部又出台《戒毒药品管理办法》。进入21世纪后，涉及美沙酮治疗的规定越来越多，从法规、条例、行动计划到各种通知，美沙酮作为首选的戒毒药物步入了禁毒防艾工作的前台。

中国自2001年在《中国遏制与防治艾滋病行动计划(2001—2005年)》中首次正式提出“可以在社区医疗机构中进行吸毒人员药物治疗试点工作”，后于2003年专门出台《海洛因成瘾者社区药物维持治疗试点工作暂行方案》又于2006年出台《滥用阿片类物质成瘾者社区药物维持治疗工作方案》等。2006年的《艾滋病防治条例》、2008年的《禁毒法》、2011年《戒毒条例》都明确美沙酮维持治疗行动，2009年卫生部又印发了修订版的《阿片类药物依赖诊断治疗指导原则》，接着在2012年印发的《中国遏制与防治艾滋病行动十二五计划》和2014年印发的《关于加强禁毒工作的意见》均对扩大戒毒治疗行动有具体意见。至此国家层面涉及美沙酮维持治疗行动的法规建设已相当全面，体现出国家对戒毒药物——美沙酮及其治疗行动在防艾禁毒所能发挥特定作用的关注。

2016年的《关于加强戒毒药物维持治疗和社区戒毒、强制隔离戒毒、社区康复衔接工作的通知》和2018年的《关于加强戒毒医疗服务工作的意见》及2017年的《阿片类物质使用相关障碍诊断治疗指导原则》与2019年的《遏制艾滋病传播实施方案(2019—2022年)》四个新近出台的政策，构筑了戒毒药物(美沙酮)维持治疗行动的新要求和新功能，进一步安排戒毒药物维持治疗在戒毒医疗化行动中发挥的特定作用以及衔接其他戒毒措施，为毒品禁吸戒治理体系和能力现代化探索了更好经验。

## 三、美沙酮维持治疗行动在中国港澳台地区

因历史和现实等诸多原因，港澳台地区的美沙酮维持治疗行动与大陆地区的美沙酮维持治疗行动有一些差异，但随着全球禁毒和全球卫生行动的深入进行，港澳台地区的美沙酮维持治疗行动中的代表性经验在海峡两岸及港澳地区逐步得到分享交流，目前总体趋势是接受和肯定美沙酮维持治疗的方向和有一定的戒毒防艾效果。

1. 香港地区

香港地区开展美沙酮维持治疗最早始于20世纪70年代，最初的目的就是替代海洛因用于戒毒。香港回归后，戒毒事务由特区政府的保安局禁毒处负责统筹协调。保安局辖下的禁毒处专责统筹政府各部门、非政府机构以及社会各界为对付吸食毒品问题而推行的政策及措施。禁毒处也协助打击清洗黑钱及恐怖分子融资活动的工作。禁毒专员统筹禁毒处的工作。禁毒处与禁毒常务委员会携手合作。在其职责范围内其中就包括戒毒治疗和康复服务。同时还有1961年成立的香港戒毒会也参与为吸毒人士提供治疗与康复服务及其他一切有关帮助。

香港一直采用一个多种模式的戒毒治疗和康复服务，以符合不同背景吸毒者的不同需要。香港的戒毒治疗和康复计划主要包括：惩教署推行的强迫戒毒计划，卫生署提供的美沙酮自愿门诊计划，由非政府机构营办的自愿住院戒毒治疗康复计划。现时全港有37间住院戒毒治疗及康复中心和中途宿舍（当中19间获卫生署或社会福利署资助），由社会福利署资助的11间滥用精神药物者辅导中心，两间戒毒辅导服务中心提供的社区为本辅导服务，以及医院管理局开办的物质误用诊所。

香港为海洛因吸食者提供的治疗康复服务包括：美沙酮门诊治疗计划、自愿住院戒毒治疗康复计划、物质误用诊所、戒毒服务中心。其中美沙酮门诊治疗计划是卫生署的美沙酮自愿门诊治疗计划，提供美沙酮代用治疗和戒毒治疗服务。美沙酮能减轻依赖鸦片类毒品人士戒毒时的不适，避免他们受引诱再次吸毒。未能完全戒除毒瘾的求诊者，可以美沙酮代替毒品，其他求诊者则可选择逐步减少服用美沙酮的剂量，以戒除毒瘾。具体服务内容包括：提供医疗评估及健康教育，配发美沙酮作代用治疗或戒毒治疗，由社会工作者提供指引和辅导，酌情将吸毒者转介其他药物治疗服务机构就

诊。诊所每天开放包括星期日及公众假期，每次就诊费用1港元。

特区政府至今已推进了8个《香港戒毒治疗和康复服务三年计划》，治理成效稳步推进。

2. 澳门地区

2006年澳门特区政府开始正式引入并提供美沙酮维持治疗服务。近年来澳门地区的戒毒模式取得很多成绩，得到了国家禁毒委的高度肯定。2019年7月14—16日，国家禁毒委副主任曾伟雄带领国家禁毒办有关人员赴澳门考察戒毒康复工作。曾伟雄副主任表示，澳门在控制毒品供应、减少毒品需求及减少毒品危害方面做了大量积极有效的工作。在戒毒康复方面，澳门戒毒康复协会在社会工作局大力支持下，采取多元化治疗计划，针对特殊人群实施母婴治疗、特别照顾计划、家庭关怀等项目，实现了从标准化戒毒康复向人性化、个性化戒毒康复的转变，在戒毒康复领域树立了很好的榜样，得到了联合国毒罪办的充分肯定，是成功的“精品戒毒”模式。

2006年3月特区政府成立“防治艾滋病委员会”时指出：“静脉吸毒者共用针具的传播的个案在近两年有明显上升，2004年和2005年分别有10人和18人，分别占全部感染者的60%和43%，故有必要尽快采取有力措施。其他地区的经验表明，采用美沙酮替代治疗，有助于降低静脉吸毒者艾滋病的传播速度。委员会初步决定将组成6个工作小组，包括：引入美沙酮计划小组、性工作者辅导监测计划小组、青少年安全性行为监测及推广小组、静脉吸毒者艾滋病防治小组、卫生工作者性病/艾滋病培训小组、艾滋病病人跟进联络小组。小组将分别由卫生局、社工局及教青局的代表担任召集人，由政府和民间组织的代表参与，共同研究制定相关范畴的计划。”

澳门美沙酮维持治疗项目由社会工作局防治药物依赖厅、卫生局疾病预防控制中心、仁伯爵综合医院感染科、治安警察局、澳门监狱、红十字会、澳门戒毒康复协会、澳门工会联合总会等共同参与执行。

3. 台湾地区

2006年，台湾地区卫生疾管部门启动美沙酮替代疗法项目，目前台湾地区提供药物维持治疗的机构在百家左右。主要为药瘾戒治核心医院、药瘾戒治医院、药瘾戒治诊所三种类型机构。台湾地区称之为“毒品病患艾滋减害试办计画之鸦片类物质成瘾替代疗法治疗”即“美沙酮替代疗法治疗”。

## 第三节　甘肃省的美沙酮维持治疗行动

### 一、甘肃省禁毒防艾形势

甘肃省位于中国的西北多民族聚居地区，境内民族主要有汉族、回族、藏族、东乡族、撒拉族、保安族、裕固族、维吾尔族、蒙古族、满族等和谐共居。甘肃省地处祖国西北内陆地区，因历史和自然条件限制等综合原因，经济发展水平落后于其他兄弟省份。甘肃自古就是一个历史厚重、民族交往频繁、连接东西南北的交通中枢地区。自近代后的一定时期内甘肃省深受种植鸦片为地方经济的财政来源之祸危害，[①]中华人民共和国成立后彻底铲除了地方鸦片经济的源头，严厉禁止种贩吸食毒品。改革开放后受国际毒潮影响和“金三角”和“金新月”两个毒品重灾区方向毒品走私的影响，处在交通枢纽要道的甘肃省亦未能幸免，1999 年，国家禁毒委将甘肃省等 6 个省区列为全国毒品重点整治地区。此后甘肃省发起了以 3 年为一轮周期的禁毒工作规划，到 2017 年共进行了 6 轮，禁毒工作取得了明显的成效。甘肃省自 1993 年发现第一例艾滋病感染者至 2016 年年底，实施了《甘肃省预防与控制艾滋病中长期规划（2001—2010 年）》《甘肃省遏制与防治艾滋病行动计划（2006—2010 年）》《甘肃省遏制与防治艾滋病“十二五”行动计划》等规划和行动，共计发现感染者 4 322 例，[②]其中 2010 年以前在静脉注射吸毒人员（Injection Drugs Users，IDU）中感染艾滋病病毒比例一直处在所有感染艾滋病病毒人群中的前位。2009 年 6 月，甘肃省累积发现（上网入库）吸毒人员 42 027 人，其中滥用阿片类物质成瘾 41 388 人占 97.5%，滥用其他毒品成瘾 1 015 人占 2.5%；在全国排名 12 位。

据甘肃省禁毒委公开可查询的有关数据显示：“截至 2016 年 10 月底甘肃省累积发现（上网入库）吸毒人员 6.5 万名，现有吸毒人员 3.4 万名，戒断三年未复吸 2.8 万名。截至 10 月底，全省共查处吸毒人员 1.63 万人次，其

---

① 尚季芳：《民国时期甘肃毒品危害与禁毒研究》，人民出版社 2010 年版。

② 金奉乾：《至 2016 年 10 月底，全省累计报告艾滋病病毒感染者和艾滋病病人 4 322 例》，每日甘肃网：http://gansu.gansudaily.com.cn/system/2016/12/01/016528441.shtml 2017.6.22。

中，新发现吸毒人员 6 300 多人，吸食合成毒品人员 2 300 多人；新发现吸毒人员占吸毒人员总数的 18.5%，吸食合成毒品人员数占现有吸毒人员总数的 11.4%。"①从 2009 年到 2016 年累积吸毒人员增长了 2.3 万人，吸食毒品的来源从阿片类占绝大多数变成了合成毒品增长快速的现状。基于上述情况，甘肃省的禁毒防艾形势一刻都不能放松。

## 二、甘肃省美沙酮维持治疗行动概况

甘肃省滥用阿片类物质成瘾者社区药物维持治疗，即美沙酮维持治疗工作，从 2005 年开始启动，2006 年 9 月底，第一个门诊开始接收吸食海洛因成瘾者。甘肃省属国家卫生部门批准的第三批海洛因成瘾者社区药物维持治疗试点单位，②具体试点单位包括：甘肃省金昌市第二人民医院门诊和甘肃省天水市麦积区疾病预防控制中心门诊两家。历经 10 年的开办建设，甘肃省戒毒药物维持治疗门诊覆盖了除甘南藏族自治州以外的 13 个市州。

**表 4.1　甘肃省美沙酮门诊名单**

| 序号 | 门诊名称 | 门诊所在地区 | 开办时间 |
|---|---|---|---|
| 1 | 兰州市城关区第三人民医院 | 兰州市城关区 | 2006 年 9 月 30 日 |
| 2 | 兰州市城关区第三医院(第二门诊) | 兰州市城关区 | 2008 年 9 月 16 日 |
| 3 | 兰州市城关区第三医院(第三门诊) | 兰州市城关区 | 2009 年 8 月 30 日 |
| 4 | 兰州市七里河区疾病预防控制中心 | 兰州市七里河区 | 2006 年 9 月 30 日 |
| 5 | 兰州市七里河区疾病预防控制中心(第二门诊) | 兰州七里河区 | 2009 年 9 月 6 日 |
| 6 | 兰州市西固区疾病预防控制中心 | 兰州市西固区 | 2007 年 11 月 13 日 |
| 7 | 兰州市安宁区疾病预防控制中心 | 兰州市安宁区 | 2008 年 9 月 24 日 |
| 8 | 兰州市红古区疾病预防控制中心 | 兰州市红古区 | 2008 年 9 月 1 日 |
| 9 | 兰州市永登县疾病预防控制中心 | 兰州市永登县 | 2008 年 9 月 23 日 |
| 10 | 嘉峪关市峪泉镇卫生院 | 嘉峪关市峪泉镇 | 2006 年 9 月 30 日 |
| 11 | 金昌市第二人民医院 | 金昌市新华西路 | 2006 年 9 月 26 日 |

① 徐俊勇：《攻坚克难全力打好禁毒人民战争——2016 年全省禁毒工作综述》，《甘肃日报》2016 年 12 月 6 日第 4 版。

② 《卫生部办公厅关于批准第三批海洛因成瘾者社区药物维持治疗试点单位的通知(卫办疾控发[2005]247 号)》，《卫生部公报》2005 年 12 月。

（续表）

| 序号 | 门诊名称 | 门诊所在地区 | 开办时间 |
| --- | --- | --- | --- |
| 12 | 白银市白银区疾病预防控制中心 | 白银市白银区 | 2006年9月30日 |
| 13 | 白银市平川区疾控中心 | 白银市平川区 | 2010年11月1日 |
| 14 | 白银市靖远县疾病预防控制中心 | 白银市靖远县乌兰镇 | 2011年12月15日 |
| 15 | 天水市秦州区疾病预防控制中心 | 天水市秦州区 | 2006年9月30日 |
| 16 | 天水市麦积区疾病预防控制中心 | 天水市麦积区 | 2006年9月30日 |
| 17 | 天水市甘谷县疾控中心 | 天水市甘谷县 | 2011年12月30日 |
| 18 | 武威市凉州区疾病预防控制中心 | 武威市凉州区 | 2006年9月30日 |
| 19 | 张掖市甘州区梁家墩卫生院 | 张掖市甘州区 | 2007年11月19日 |
| 20 | 平凉市崆峒区柳湖乡卫生院 | 平凉市崆峒中路 | 2006年9月30日 |
| 21 | 酒泉市肃州区水三社区卫生服务中心 | 酒泉市肃州区 | 2006年9月30日 |
| 22 | 庆阳市疾病预防控制中心 | 庆阳市西峰区 | 2006年9月30日 |
| 23 | 庆城县疾病预防控制中心 | 庆阳市庆城县 | 2009年8月26日 |
| 24 | 定西市安定区疾病预防控制中心 | 定西市安定区 | 2006年9月30日 |
| 25 | 定西市陇西县疾控中心 | 定西市陇西县 | 2010年10月23日 |
| 26 | 陇南市武都区城关镇社区卫生服务中心 | 陇南市武都区 | 2006年9月30日 |
| 27 | 临夏州临夏市疾病预防控制中心 | 临夏州临夏市 | 2007年11月6日 |
| 28 | 临夏州广河县中西医结合医院 | 临夏州广河县 | 2006年9月30日 |

注：28家门诊开办时间主要集中在2010年前，2011年以后再没有新增的门诊。门诊主要分布在兰州市、临夏回族自治州、天水市等吸毒人员较多的地区，其他市州基本按照设置一个门诊进行布局安排。定西市、白银市、庆阳市根据实际情况陆续又补充增加设置若干门诊。

据甘肃省卫生与计划生育委员会权威发布的相关情况显示："全省美沙酮维持治疗工作稳步推进，截至今年10月底，全省28个美沙酮维持治疗门诊累计治疗病人17 471人次，较去年同期增加了1 395人，目前在治人数达7 186人。参加维持治疗病人中发现艾滋病感染者49例。"[①]甘肃省的美沙酮维持治疗行动也是按照社区药物维持治疗工作国家级工作组秘书处制定

① 宜秀萍：《我省全面推进艾滋病防治工作》，《甘肃日报》2013年12月1日第1版。

的标准规范开展工作，特别是在 2014 年甘肃省按照国家工作组的要求调整了以前关于信息报送流程机制，具体调整情况如图 4.1 所示。

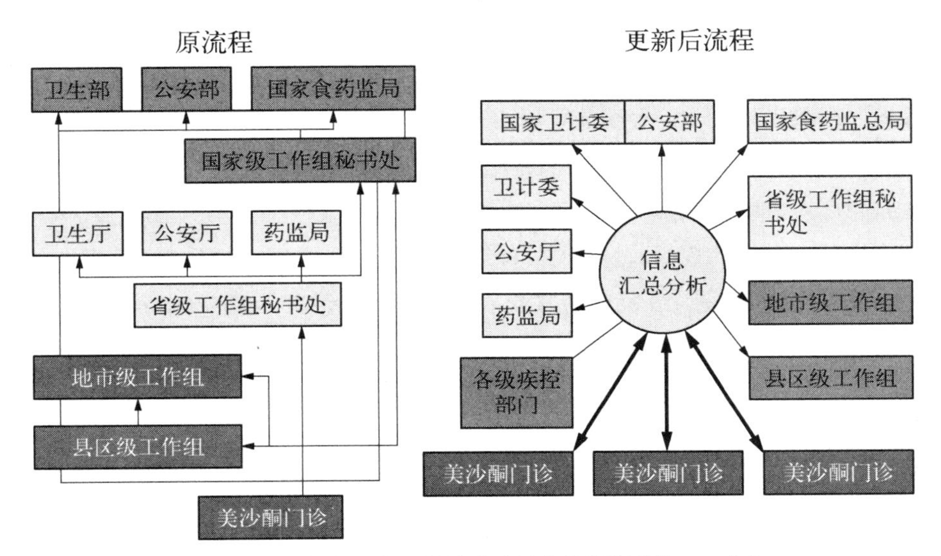


**图 4.1 甘肃省美沙酮维持治疗信息报送流程(2014 年)**

变化体现在参加维持治疗的情况数据可以直接供相关部门和各个门诊查阅，不用再通过省级工作组处理后再得到有关情况数据。为了便于工作联系交流，省级工作组专门利用网络交流工作，设置交流群，具体如图 4.2 所示。

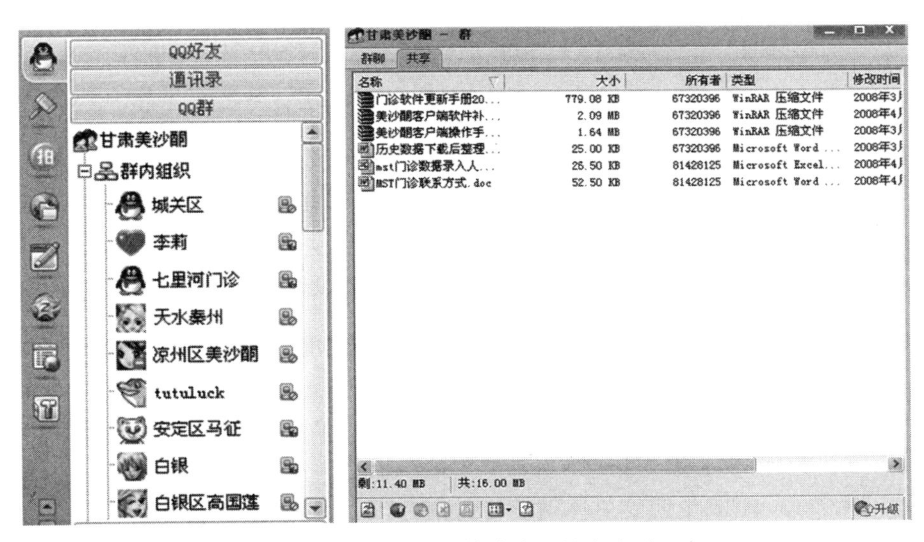


**图 4.2 甘肃美沙酮维持治疗工作交流群示意**

## 三、成效分析

1. *海洛因成瘾者的长期替代戒毒维持治疗*

甘肃省自2006年开设首批门诊的前两年来门诊接受美沙酮维持治疗的海洛因成瘾者比较少，经各方面努力做工作和通过与部分强制戒毒部门的联系，各市州逐步动员一些海洛因成瘾者参加美沙酮门诊治疗行动。每年参加治疗人数都逐渐提高，到2012年后参加治疗人数突破万人，以后几年均保持在万人左右的规模，治疗人数保持稳定的态势。以2008—2013年的统计数据作为基础，图4.3反映了甘肃省美沙酮维持治疗行动中治疗人数趋势的主要情况。

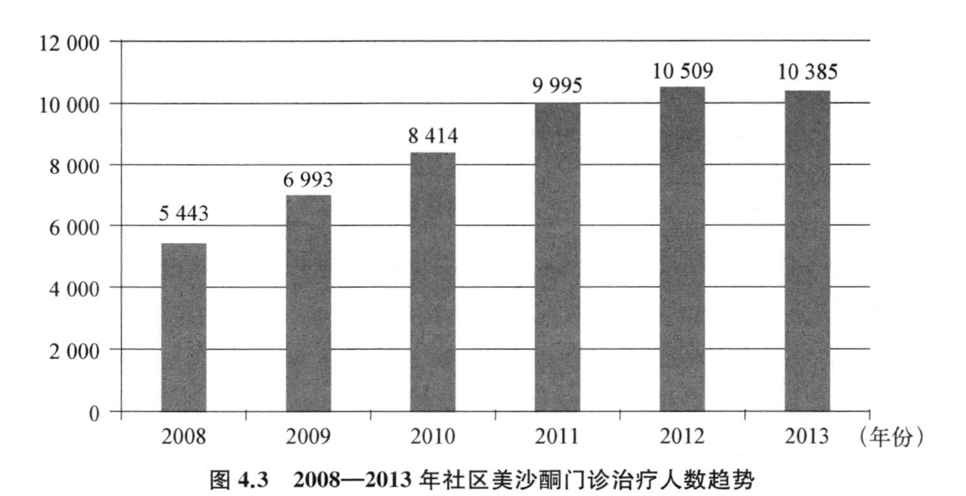


**图4.3　2008—2013年社区美沙酮门诊治疗人数趋势**

美沙酮维持治疗行动最为关键的考核指标之一的保持率体现出门诊实际工作产出的效果，根据2011年10月印发的《社区美沙酮维持治疗门诊吸毒人员艾滋病综合干预指导手册》中关于维持治疗行动保持率的统计方法：

$$保持率=\frac{正在治疗人数}{最近一年所有参加过治疗人数-同期因特殊原因退出人数}\times 100\%$$

保持率高意为对海洛因成瘾者治疗干预的效果好，对进一步阻断海洛因成瘾者寻觅毒品和依赖美沙酮替代毒品形成正面影响。

以2013年28个门诊具体的统计数据分析，可以直观看出各家门诊保持率的情况。有24家门诊的维持治疗保持率在80%以上，有4家门诊的维持

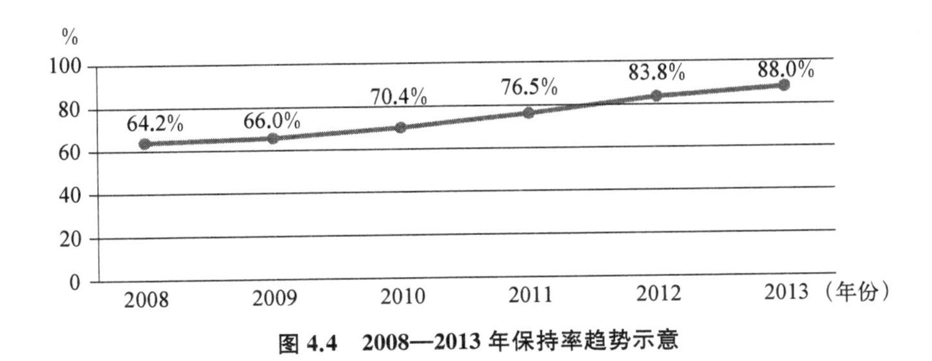


**图 4.4 2008—2013 年保持率趋势示意**

治疗保持率比较低，其中兰州市七里河区疾控中心、兰州市永登县疾控中心、陇南市武都区城关镇社区卫生服务中心、临夏州广河县中西医结合医院四家门诊都存在正在治疗人数低于最近一年治疗人数的情况，表明在门诊接受维持治疗的海洛因成瘾者参加治疗变动性较大，基于自身或客观等诸多原因不稳定。

**表 4.2 2013 年甘肃省社区药物维持治疗治疗人数统计**

| 地区/门诊 | 累计治疗人数 | 正在治疗人数 | 最近一年治疗人数 | 最近一年特殊原因退出人数 | 日均服药人数 | 保持率（%） |
|---|---|---|---|---|---|---|
| 兰州市城关区第三医院 | 1 496 | 886 | 1 000 | 105 | 716 | 99.0 |
| 兰州市城关区第三医院（第二门诊） | 1 534 | 889 | 1 111 | 198 | 423 | 97.4 |
| 兰州市城关区第三医院（第三门诊） | 1 197 | 674 | 829 | 128 | 435 | 96.1 |
| 兰州市七里河区疾控中心 | 1 809 | 588 | 875 | 23 | 373 | 69.0 |
| 兰州市七里河区疾控中心（第二门诊） | 801 | 428 | 571 | 76 | 270 | 86.5 |
| 兰州市西固区疾控中心 | 1 169 | 519 | 716 | 163 | 328 | 93.9 |
| 兰州市安宁区疾控中心 | 704 | 350 | 485 | 71 | 203 | 84.5 |
| 兰州市红古区疾控中心 | 623 | 218 | 301 | 41 | 129 | 83.8 |
| 嘉峪关市峪泉镇卫生院 | 444 | 215 | 228 | 1 | 108 | 94.7 |
| 金昌市第二人民医院 | 413 | 202 | 259 | 31 | 137 | 88.6 |

（续表）

| 地区/门诊 | 累计治疗人数 | 正在治疗人数 | 最近一年治疗人数 | 最近一年特殊原因退出人数 | 日均服药人数 | 保持率（%） |
|---|---|---|---|---|---|---|
| 白银市白银区疾控中心 | 578 | 196 | 253 | 20 | 93 | 84.1 |
| 白银市平川区疾控中心 | 453 | 201 | 270 | 47 | 90 | 90.1 |
| 天水市秦州区疾控中心 | 759 | 243 | 372 | 114 | 123 | 94.2 |
| 天水市甘谷县疾控中心 | 378 | 200 | 296 | 83 | 104 | 93.9 |
| 武威市凉州区疾控中心 | 567 | 202 | 382 | 136 | 108 | 82.1 |
| 张掖市甘州区梁家墩卫生院 | 462 | 143 | 212 | 40 | 108 | 83.1 |
| 酒泉市肃州区水三社区卫生服务中心 | 605 | 205 | 297 | 81 | 133 | 94.9 |
| 庆阳市疾控中心 | 653 | 154 | 263 | 93 | 83 | 90.6 |
| 定西市陇西县疾控中心 | 300 | 179 | 225 | 30 | 62 | 91.8 |
| 陇南市武都区城关镇社区卫生服务中心 | 546 | 136 | 234 | 5 | 90 | 59.4 |
| 临夏州临夏市疾控中心 | 320 | 169 | 205 | 6 | 33 | 84.9 |
| 兰州市永登县疾控中心 | 241 | 120 | 173 | 2 | 43 | 70.2 |
| 白银市靖远县疾控中心 | 119 | 74 | 100 | 19 | 30 | 91.4 |
| 天水市麦积区疾控中心 | 289 | 100 | 148 | 32 | 48 | 86.2 |
| 平凉市崆峒区柳湖乡卫生院 | 346 | 132 | 154 | 1 | 61 | 86.3 |
| 庆阳市庆城县疾控中心 | 381 | 79 | 174 | 89 | 36 | 92.9 |
| 定西市安定区疾控中心 | 324 | 100 | 169 | 54 | 75 | 87.0 |
| 临夏州广河县中西医结合医院 | 246 | 47 | 84 | 1 | 18 | 56.6 |
| 甘肃省 | 17 757 | 7 649 | 10 386 | 1 690 | 4 459 | 88.0 |

可以看出，2008年以来，甘肃省各市州开办的门诊确实在提供海洛因成瘾者替代毒品治疗方面发挥出了积极的作用，每年保持参加维持治疗人数和门诊维持治疗保持率有所提高，一定程度上达到了对全省禁毒工作的支持作用。

2. 对艾滋病等病毒的监测、检测和艾滋病综合知识预防宣教

开办美沙酮维持治疗门诊除了对海洛因成瘾者进行毒品替代治疗功能外，还可以预防艾滋病病毒在吸毒成瘾人群中传播以及在戒毒治疗人员中检测丙肝、梅毒等重大传染性疾病携带者，从而及时采取措施进行卫生干预等，避免传染性病毒的进一步传播。据国家原卫生部测算："参加美沙酮治疗以后，吸毒人员艾滋病新发感染率已经下降到现在的 0.38/百人年。国家级美沙酮工作组秘书处对 7 年来美沙酮治疗工作的情况进行了总结分析，7 年来，美沙酮维持治疗大约预防了 7 000 多名吸毒人员感染艾滋病。"[①]2013 年 10 月底，甘肃省在美沙酮门诊中经监测和检测发现艾滋病病毒携带者 49 例，门诊发挥出了及时发现艾滋病病毒携带者和阻断病毒携带者可能传播病毒的作用。中国政府从 2008 年和 2010 年起将预防丙肝和梅毒工作与艾滋病预防工作有机整合起来，特别是在监测平台建设上统一共享，美沙酮门诊就是统一监测系统平台之一，门诊对高风险人群的重大传染性病毒携带者逐步构建完善了科学的监测体系，门诊承担了重要抓手功能。以甘肃省 2009—2013 年将艾滋病、丙肝、梅毒三种重大传染性病毒纳入美沙酮门诊维持治疗人群监测、检测平台上，显示三种疾病病毒检测率及上报率是一个逐步提升的态势，表明对参加维持治疗的海洛因成瘾人群的健康监测更加全面。

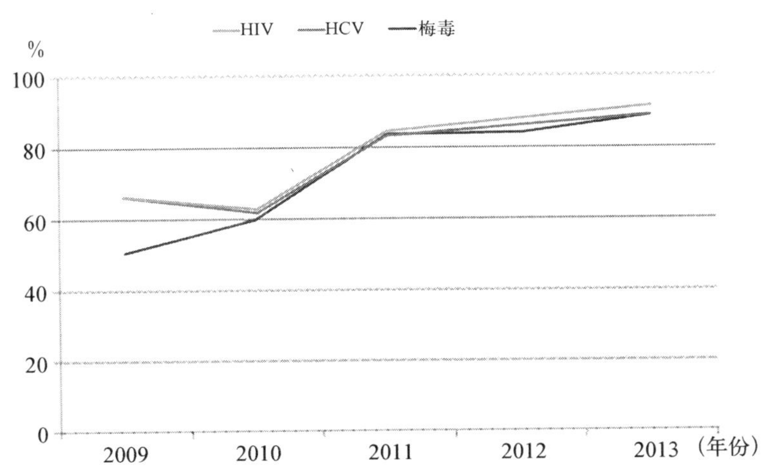


**图 4.5　2009—2013 年甘肃省社区美沙酮维持治疗受治者实验室检测结果上报率**

① 《卫生部通报美沙酮维持治疗工作进展情况》，国家卫计委网：http://www.nhfpc.gov.cn/zwgkzt/wsbysj/201106/52171.shtml 2017.6.22。

3. 对参加维持治疗的海洛因成瘾人群的行为和心理综合干预行动

针对海洛因成瘾者的特殊心理和生理特征，对长期参加美沙酮维持治疗行动，保持维持治疗的效果提出了挑战。美沙酮维持治疗主要特点就是对海洛因成瘾者长期地稳定地在科学给药剂量下，用美沙酮口服液替代海洛因，而成瘾者中因各种主客观原因造成脱失的现象是美沙酮维持治疗取得效果的最大障碍。甘肃省从 2006 年起建立首批美沙酮门诊到 2011 年共计 28 家，基本覆盖了全省禁毒防艾的重点地区和高风险人群，随着门诊布局建点的完成和门诊的日常运行的深入开展，各个门诊面临的深层次问题就显现出来。特别是在如何保持维持治疗的效果，保持成瘾者能相对稳定地在门诊接受治疗，成为各个门诊可持续发展的关键。

表 4.3 关于 2013 年度 28 家门诊涉及综合干预服务的统计分析，同伴教育员、接受咨询、小组活动属于心理干预行动，发放宣教资料、安全套、转介其他门诊属于行为干预行动。其中有 17 家门诊开展了全部或部分行为和心理综合干预行动，有 11 家门诊限于自身人力资源、经费等原因还未开展有综合干预行动。根据 2014 年国家出台的《戒毒药物维持治疗工作管理办法》规定，美沙酮门诊除开展维持治疗外，还需开展或提供综合干预服务。甘肃省的 28 家门诊未来将综合干预服务纳入门诊日常工作，实现综合干预服务在全部美沙酮门诊的全覆盖是美沙酮维持治疗取得长期性实效的重要基础。

**表 4.3　2013 年甘肃省社区药物维持治疗综合干预服务工作统计**

| 地区/门诊 | 同伴教育员人数 | 发放宣传材料份数 | 发放安全套只数 | 咨询人次数 | 小组活动参加人次数 | 转介人次数 |
|---|---|---|---|---|---|---|
| 兰州市城关区第三医院(第一门诊) | 210 | 610 | 165 | 137 | 255 | 0 |
| 兰州市城关区第三医院(第二门诊) | 30 | 150 | 60 | 20 | 18 | 117 |
| 兰州市城关区第三医院(第三门诊) | 535 | 3 500 | 1 520 | 380 | 535 | 0 |
| 兰州市七里河区疾控中心(第一门诊) | 160 | 930 | 1 200 | 79 | 490 | 20 |
| 兰州市七里河区疾控中心(第二门诊) | 70 | 660 | 340 | 64 | 290 | 9 |

（续表）

| 地区/门诊 | 同伴教育员人数 | 发放宣传材料份数 | 发放安全套只数 | 咨询人次数 | 小组活动参加人次数 | 转介人次数 |
|---|---|---|---|---|---|---|
| 兰州市西固区疾控中心 | 0 | 0 | 0 | 0 | 0 | 0 |
| 兰州市安宁区疾控中心 | 0 | 0 | 0 | 0 | 0 | 0 |
| 兰州市红古区疾控中心 | 0 | 0 | 0 | 0 | 0 | 0 |
| 兰州市永登县疾控中心 | 0 | 0 | 0 | 0 | 0 | 0 |
| 嘉峪关市峪泉镇卫生院 | 0 | 0 | 0 | 0 | 0 | 0 |
| 金昌市第二人民医院 | 0 | 0 | 0 | 0 | 0 | 0 |
| 白银市白银区疾控中心 | 11 | 650 | 490 | 240 | 43 | 0 |
| 白银市平川区疾控中心 | 0 | 260 | 283 | 140 | 108 | 225 |
| 白银市靖远县疾控中心 | 82 | 282 | 717 | 87 | 118 | 42 |
| 天水市秦州区疾控中心 | 0 | 0 | 0 | 0 | 0 | 0 |
| 天水市麦积区疾控中心 | 0 | 10 | 0 | 3 | 0 | 34 |
| 天水市甘谷县疾控中心 | 0 | 0 | 0 | 0 | 0 | 0 |
| 武威市凉州区疾控中心 | 160 | 5 616 | 10 750 | 160 | 40 | 241 |
| 张掖市甘州区梁家墩卫生院 | 10 | 848 | 1 070 | 108 | 41 | 0 |
| 平凉市崆峒区柳湖乡卫生院 | 0 | 0 | 0 | 0 | 0 | 0 |
| 酒泉市肃州区水三社区卫生服务中心 | 122 | 23 200 | 720 | 86 | 109 | 72 |
| 庆阳市疾控中心 | 0 | 0 | 0 | 0 | 0 | 0 |
| 庆阳市庆城县疾控中心 | 0 | 0 | 0 | 0 | 0 | 0 |
| 定西市安定区疾控中心 | 8 | 85 | 50 | 7 | 8 | 7 |
| 定西市陇西县疾控中心 | 0 | 1 950 | 760 | 133 | 142 | 0 |
| 陇南市武都区城关镇社区卫生服务中心 | 96 | 5 250 | 0 | 335 | 100 | 0 |
| 临夏州临夏市疾控中心 | 33 | 16 000 | 400 | 41 | 36 | 38 |
| 临夏州广河县中西医结合医院 | 0 | 0 | 0 | 0 | 0 | 0 |
| 甘肃省 | 1 527 | 60 001 | 18 525 | 2 020 | 2 333 | 805 |

## 四、存在问题及趋势预测

1. 部分门诊的脱失率较高，维持治疗保持率较低

通过对2012—2013年甘肃省28家门诊维持治疗人员退出原因的统计分析，“因与毒品无关的违法犯罪被抓”“疾病/怀孕”“因偷吸而被强制隔离戒毒”三个因素为甘肃省美沙酮维持治疗脱失的主要原因。在表4.2（2013年甘肃省社区药物维持治疗治疗人数统计表）中兰州市七里河区疾控中心、兰州市永登县疾控中心、陇南市武都区城关镇社区卫生服务中心、临夏州广河县中西医结合医院四家维持治疗保持率比较低的门诊中，兰州市七里河区疾控中心和兰州市永登县疾控中心的维持治疗保持率分别是69％和70.2％，与国家要求的美沙酮门诊维持治疗保持率基本达到70％的要求接近，陇南市武都区城关镇社区卫生服务中心、临夏州广河县中西医结合医院的维持治疗保持率分别为59.4％和56.6％与国家要求的一般保持率还有较大差距。这4家保持率低的门诊共同特点是在一个完整统计年度参加治疗的人数内，正在治疗人数低于因特殊原因退出人数和无故脱失人数，特别是无故脱失人数比较多，就造成了4家门诊维持治疗保持率低。而无故脱失的原因统计的前三项原因中与参加治疗人员的操守情况有直接联系。“因与毒品无关的违法犯罪被抓”和“因偷吸而被强制隔离戒毒”两项在2012年和2013年统计中都占到了当年脱失原因的55.9％和57.4％，这反映出美沙酮门诊的维持治疗脱失率和保持率与参加维持治疗人员的操守率有密切关系，操守情况的好坏某种程度上决定了美沙酮门诊的维持治疗保持率效果。

**表4.4 2012—2013年甘肃省社区药物维持治疗病人退出原因统计**

| 退出原因 | 2012人数 | | 2013人数 | |
|---|---|---|---|---|
| | 人数 | 构成比(％) | 人数 | 构成比(％) |
| 因偷吸而被强制隔离戒毒 | 288 | 9.6 | 390 | 10.6 |
| 违反门诊规章制度 | 0 | 0.0 | 0 | 0.0 |
| 自认为戒断，不再需要服用美沙酮 | 9 | 0.3 | 2 | 0.1 |
| 不明原因，无法联系 | 68 | 2.3 | 53 | 1.4 |
| 无故7天未治疗 | 274 | 9.1 | 112 | 3.0 |

（续表）

| 退出原因 | 2012人数 | | 2013人数 | |
|---|---|---|---|---|
| | 人　数 | 构成比(%) | 人　数 | 构成比(%) |
| 认为美沙酮效果不好，转用其他戒毒方式 | 0 | 0.0 | 4 | 0.1 |
| 害怕被抓 | 96 | 3.2 | 83 | 2.3 |
| 家人不支持 | 4 | 0.1 | 0 | 0.0 |
| 交通不方便 | 1 | 0.0 | 1 | 0.0 |
| 服药时间不方便 | 1 | 0.0 | 6 | 0.2 |
| 其他 | 9 | 0.3 | 19 | 0.5 |
| 因与毒品无关的违法犯罪被抓 | 1 391 | 46.3 | 1 721 | 46.8 |
| 主动退出 | 0 | 0.0 | 16 | 0.4 |
| 外出打工/出差/做生意/移居/出国 | 211 | 7.0 | 120 | 3.3 |
| 去外地居住、出国（改变生活环境） | 0 | 0.0 | 4 | 0.1 |
| 经济困难 | 0 | 0.0 | 0 | 0.0 |
| 疾病/怀孕 | 625 | 20.8 | 1 112 | 30.2 |
| 死亡 | 28 | 0.9 | 23 | 0.6 |
| 药物副作用/过敏 | 0 | 0.0 | 13 | 0.4 |
| 合计 | 3 005 | 100.0 | 3 679 | 100.0 |

2. 门诊治疗功能单一、可持续创新发展的意识需不断增强

在前述“2013年甘肃省社区药物维持治疗综合干预服务工作统计表”中，有11家门诊在同伴教育员、接受咨询、小组活动、发放宣教资料、安全套、转介6项涉及心理和行为的综合干预服务行动均未开展，在17家开展有综合干预服务行动的门诊中有3家门诊未设有同伴教育员，有1家门诊未发放安全套和未组织有小组活动，有5家门诊为有转介服务，只有8家门诊有完整的6项综合干预服务行动。这反映出甘肃省28家美沙酮门诊的维持治疗行动整体上还处在单一的美沙酮口服液给药功能阶段，对服药人员的综合干预服务能力还比较薄弱，对海洛因成瘾者的心理和行为干预还处在起步阶段。排除各种客观原因外，门诊自身创新发展的意识还不够，对主动创造

性的开展维持治疗工作动力不足，大多数门诊仅限于提供给药治疗功能，不利于门诊的可持续发展和维持治疗保持率的维持和提高。

3. 未来的工作重点

提高门诊的综合干预能力和加强与社区戒毒、社区康复及强制隔离戒毒等工作的有机衔接是未来甘肃省美沙酮维持治疗工作取得实效的重要工作方向

根据2014年12月31日国家卫计委、公安部、国家食药监总局三部委印发的《戒毒药物维持治疗管理办法》中对美沙酮门诊的综合干预能力提出六个方面的工作内容：

一是开展禁毒和防治艾滋病法律法规宣传；二是开展艾滋病、丙型肝炎、梅毒等传染病防治和禁毒知识宣传；三是提供心理咨询、心理康复及行为矫治等工作；四是开展艾滋病、丙型肝炎、梅毒和毒品检测；五是协助相关部门对艾滋病病毒抗体阳性治疗人员进行随访、治疗和转介；六是协助食品药品监管部门开展治疗人员药物滥用的监测工作。

这就要求甘肃省28家美沙酮门诊在综合干预工作方面必须严格按照上述规定开展有6个内容，这对每家门诊的综合干预能力提出较高的要求，门诊在专业人力资源储备、干预工作内容和经费等方面需要进行专门投入。特别是配备专业的心理咨询、康复工作人员是维持治疗取得长期实际效果的重要保障。2016年8月19日国家卫计委办公厅、公安部办公厅、司法部办公厅联合印发的《关于加强戒毒药物维持治疗和社区戒毒、强制隔离戒毒、社区康复衔接工作的通知》中强调："戒毒药物维持治疗是控制注射吸毒感染艾滋病和减少毒品滥用及相关违法犯罪活动的有效措施。"要做到三个方面的工作要求："一是加强部门协调，提高吸毒人群管理和服务水平；二是加强宣传转介，扩大维持治疗覆盖面；三是加强维持治疗管理，提高治疗效果。"基于上述规定，凸显出认可和重视美沙酮维持治疗在整个禁毒戒毒工作中的重要作用，利用门诊布设在社区基层的优势地理位置与社区戒毒、社区康复以及强戒无缝对接，最大限度地对吸戒毒人群进行干预行动是美沙酮门诊在禁毒工作发挥作用的重要切入点。

# 5

# 第五章　城市社区中和乡土寺坊间的美沙酮门诊及其维持治疗行动

## 第一节　两市州三区县市的美沙酮门诊及其维持治疗情况

在开始描述本项研究对象——三个美沙酮门诊及其维持治疗行动前，先通过表5.1呈现出三个美沙酮门诊维持治疗行动的基本情况。

**表5.1　三个门诊维持治疗基本情况**

| 市、州 | 区、县、市 | 门诊名称 | 开设时间 | 工作评价情况 |
| --- | --- | --- | --- | --- |
| 兰州市 | 七里河区 | 区疾控中心第一门诊 | 2006年 | 2007年—2008年优秀门诊（国家防艾办） |
| 临夏回族自治州 | 临夏市 | 市疾控中心美沙酮门诊 | 2007年 | 2009年、2012年、2013年州、市禁毒工作先进集体 |
| 临夏回族自治州 | 广河县 | 县中西医结合医院（三甲集镇卫生院）美沙酮门诊 | 2006年 | 2008年、2009年州、县禁毒工作先进集体 |

三个门诊中最早开设时间在2006年，七里河区疾控中心美沙酮第一门诊在2007—2008年度还曾获得了国家防艾办评选的优秀门诊，临夏回族自治州的两个门诊的维持治疗工作也分别获得过当地政府的工作奖励和肯定。需要说明的是，七里河区疾控中心所承办的美沙酮门诊在2010年之前只有一家，因开设后前来服药人群增多，后增设了第二门诊。

表5.2中的人口学信息统计显示，我们以三个门诊开设至今累积服药人数进行操作，是想呈现出三个门诊中参加维持治疗人群的一个整体背景情况，便于读者在后续章节中对所描述维持治疗行动有一个概括性了解。

三个门诊参加维持治疗人群主要为汉族、回族、东乡族，其他民族的人数较少，就归为其他项；在职业类项统计中，个体是指个人经营、在职是指在机关企事业单位上班。

表 5.2　三个门诊的人口学信息统计

| 门　诊 | 性　别 | 民　族 | 年　龄 | 职　业 | 婚姻状况 | 文化程度 | 经济收入或来源 | 累积服药人数 |
|---|---|---|---|---|---|---|---|---|
| 七里河区疾控中心美沙酮门诊 | 男 1 526 人<br>女 283 人 | 汉族 1 290<br>回族 421 人<br>东乡 46 人<br>其他 52 人 | <20 岁<br>21—30 岁<br>31—40 岁<br>41—50 岁<br>51—60 岁<br>>60 岁 | 个体 345 人<br>在职 121 人<br>务农 296 人<br>无业 1 047 人 | 未婚 203 人<br>已婚 1 132<br>离婚 474 人 | 小学以下 191 人<br>小学 264 人<br>初中 609 人<br>高中 98 人<br>中专 32 人<br>大专以上 24 人 | 家庭供给 413 人<br>固定收入 356 人<br>临时收入 1 040 人<br>其他 | 1 809 人 |
| 临夏市疾控中心美沙酮门诊 | 男 281 人<br>女 39 人 | 汉族 108 人<br>回族 149 人<br>东乡 59 人<br>其他 14 人 | <20 岁<br>21—30 岁<br>31—40 岁<br>41—50 岁<br>51—60 岁<br>>60 岁 | 个体 38 人<br>在职 31 人<br>务农 82 人<br>无业 169 人 | 未婚 32 人<br>已婚 212 人<br>离婚 76 人 | 小学以下 44 人<br>小学 67 人<br>初中 144 人<br>高中 29 人<br>中专 21 人<br>大专以上 15 人 | 家庭供给 87 人<br>固定收入 61 人<br>临时收入 172 人<br>其他 | 320 人 |
| 广河县中西医结合医院美沙酮门诊 | 男 246 人<br>女 | 汉族 29 人<br>回族 183 人<br>东乡 31 人<br>其他 3 人 | <20 岁<br>21—30 岁<br>31—40 岁<br>41—50 岁<br>51—60 岁<br>>60 岁 | 个体<br>在职<br>务农<br>无业 | 未婚 31 人<br>已婚 156 人<br>离婚 59 人 | 小学以下 69 人<br>小学 91 人<br>初中 66 人<br>高中 13 人<br>中专 5 人<br>大专以上 2 人 | 家庭供给 36 人<br>固定收入 19 人<br>临时收入 191 人<br>其他 | 246 人 |

注：表中统计数据截至 2013 年 12 月 31 日。

# 第二节　都是谁来？——服药人群素描

在西北多民族聚居的城乡社区中开设的美沙酮维持治疗门诊所面向的服药人群是一个怎样的状况？特别是在穆斯林围寺而居的城市社区和乡土寺坊间，参加美沙酮维持治疗的穆斯林吸毒人群有什么样的特征？我们通过以下的统计表格和案例予以描述。

根据美沙酮维持治疗行动和美沙酮门诊运行的特点，我们从 3 个美沙酮门诊中选取了 36 位在 2013 年 7 月 11 日—8 月 10 日和 29 位 2014 年 1 月 17 日—2 月 16 日之间参加维持治疗的服药者进行了深入访谈和问卷调查工作。选取这样两个时间段的服药者进行调查，一是因为 65 位服药者均按照美沙酮维持治疗标准规程要求在一个月内未出现脱失状而且服药行为基本遵医嘱，二是参加美沙酮维持治疗的人群存在较大不稳定性和流动性，所以考虑抽取这样两个时间段(保证完整的一个月内)对相对稳定的参加服药者进行有关调查工作。

三个美沙酮门诊因开设在多民族聚居的社区中，特别是临夏市和广河县的两家门诊就开设在穆斯林民族聚居社区，这就决定了上述三家美沙酮门诊参加维持治疗服药者包括有众多穆斯林民族人群。七里河区疾控中心美沙酮第一门诊所在的西湖街道是兰州市和七里河区主要穆斯林聚居社区。

**表 5.3　65 位服药者人口学统计**

| 门诊 | 性别 | 民族 | 年龄 | 职业 | 婚姻状况 | 文化程度 | 经济收入或来源 |
|---|---|---|---|---|---|---|---|
| 七里河区疾控中心美沙酮门诊（16 人＋12 人＝28 人） | 男23人<br>女 5 人 | 汉族 15 人<br>回族8人<br>东乡2人<br>其他3人 | ＜20 岁<br>21—30岁 9 人<br>31—40岁 12 人<br>41—50岁 5 人<br>51—60岁 2 人<br>＞60 岁 | 个体 6 人<br>在职 3 人<br>务农 4 人<br>无业15人 | 未婚 7 人<br>已婚13人<br>离婚 8 人 | 小学以下 5 人<br>小学 3 人<br>初中14人<br>高中 4 人<br>中专 2 人<br>大专以上 1 人 | 家庭供给 7 人<br>固定收入 3 人<br>临时收入 18 人<br>其他 |

（续表）

| 门诊 | 性别 | 民族 | 年龄 | 职业 | 婚姻状况 | 文化程度 | 经济收入或来源 |
| --- | --- | --- | --- | --- | --- | --- | --- |
| 临夏市疾控中心美沙酮门诊（13人＋8人＝21人） | 男19人<br>女2人 | 汉族6人<br>回族14人人<br>东乡1人<br>其他 | <20岁1人<br>21—30岁5人<br>31—40岁10人<br>41—50岁4人<br>51—60岁1人<br>>60岁 | 个体6人<br>在职1人<br>务农5人<br>无业9人 | 未婚4人<br>已婚8人<br>离婚9人 | 小学以下6人<br>小学5人<br>初中8人<br>高中2人<br>中专<br>大专以上 | 家庭供给4人<br>固定收入1人<br>临时收入16人<br>其他 |
| 广河县中西医结合医院美沙酮门诊（7人＋9人＝16人） | 男16人<br>女 | 汉族2人<br>回族11人<br>东乡3人<br>其他 | <20岁<br>21—30岁6人<br>31—40岁8人<br>41—50岁2人<br>51—60岁<br>>60岁 | 个体8人<br>在职1人<br>务农7人<br>无业 | 未婚2人<br>已婚9人<br>离婚5人 | 小学以下8人<br>小学3人<br>初中5人<br>高中<br>中专<br>大专以上 | 家庭供给5人<br>固定收入2人<br>临时收入9人<br>其他 |

**表5.4　65位服药者参加维持治疗人群涉及吸毒有关问题统计(一)**

| 门　诊 | 吸毒方式 | 毒品种类 | 吸毒费用 | 既往病史 |
| --- | --- | --- | --- | --- |
| 七里河区疾控中心美沙酮门诊（16人＋12人＝28人） | 口吸9人<br>静注6人<br>混合13人 | 海洛因28人<br>吗啡<br>非鸦片类 | <50元2人<br>50—150元18人<br>150—300元5人<br>>300元3人 | 有22人<br>无6人 |
| 临夏市疾控中心美沙酮门诊（13人＋8人＝21人） | 口吸16人<br>静注2人<br>混合3人 | 海洛因21人<br>吗啡<br>非鸦片类 | <50元<br>50—150元17人<br>150—300元3人<br>>300元1人 | 有18人<br>无3人 |
| 广河县中西医结合医院美沙酮门诊（7人＋9人＝16人） | 口吸15人<br>静注<br>混合1人 | 海洛因16人<br>吗啡<br>非鸦片类 | <50元1人<br>50—150元14人<br>150—300元1人<br>>300元 | 有12人<br>无4人 |

（续表）

| 门　诊 | 吸毒方式 | 毒品种类 | 吸毒费用 | 既往病史 |
|---|---|---|---|---|
| 合计：28＋21＋16＝65 人 | 口吸 40 人<br>静注 8 人<br>混合 17 人 | 海洛因 65 人<br>吗啡<br>非鸦片类 | <50 元 3 人<br>50—150 元 49 人<br>150—300 元 9 人<br>>300 元 4 人 | 有 52 人<br>无 13 人 |

**表 5.5　65 位服药者参加维持治疗人群涉及吸毒有关问题统计(二)**

| 门　诊 | 首次吸毒年龄 | 吸毒数量（海洛因） | 最后一次使用毒品时间 | 治疗史 |
|---|---|---|---|---|
| 七里河区疾控中心美沙酮门诊(16 人＋12 人＝28 人) | <15 岁 3 人<br>16—25 岁 22 人<br>26—35 岁 3 人<br>>36 岁 | <0.5 克/天 9 人<br>0.5—1 克/天 13 人<br>1—2.5 克/天 4 人<br>>2.5 克/天 2 人 | <24 小时<br>2—5 天<br>6—10 天<br>11—20 天<br>21—30 天<br>1—3 月 3 人<br>>3 月 25 人 | 劳教戒毒 5 人<br>强制戒毒14人<br>自愿戒毒 9 人<br>自己治疗 |
| 临夏市疾控中心美沙酮门诊(13人＋8人＝21 人) | <15 岁 4 人<br>16—25 岁 15 人<br>26—35 岁 2 人<br>>36 岁 | <0.5 克/天 6 人<br>0.5—1 克/天 10 人<br>1—2.5 克/天 2 人<br>>2.5 克/天 3 人 | <24 小时<br>2—5 天<br>6—10 天<br>11—20 天<br>21—30 天<br>1—3 月 1 人<br>>3 月 22 人 | 劳教戒毒 4 人<br>强制戒毒12人<br>自愿戒毒 5 人<br>自己治疗 |
| 广河县中西医结合医院美沙酮门诊(7人＋9 人＝16 人) | <15 岁<br>16—25 岁 13 人<br>26—35 岁 3 人<br>>36 岁 | <0.5 克/天 6 人<br>0.5—1 克/天 9 人<br>1—2.5 克/天 1 人<br>>2.5 克/天 | <24 小时<br>2—5 天<br>6—10 天<br>11—20 天<br>21—30 天<br>1—3 月 3 人<br>>3 月 13 人 | 劳教戒毒 3 人<br>强制戒毒 8 人<br>自愿戒毒 5 人<br>自己治疗 |
| 合计：28＋21＋16＝65 人 | <15 岁 7 人<br>16—25 岁 50 人<br>26—35 岁 8 人<br>>36 岁 | <0.5 克/天 21 人<br>0.5—1 克/天 32 人<br>1—2.5 克/天 7 人<br>>2.5 克/天 5 人 | <24 小时<br>2—5 天<br>6—10 天<br>11—20 天<br>21—30 天<br>1—3 月 7 人<br>>3 月 58 人 | 劳教戒毒12人<br>强制戒毒34人<br>自愿戒毒19人<br>自己治疗 |

从表 5.4、表 5.5 中可以归纳出 65 为服药者涉及吸毒行为和吸毒史背景，需要说明的是最后一次使用毒品时间的统计仅作为参考。

为了便于描述来自三个美沙酮门诊服药者的案例报告，我们对案例报告编号进行了统一处理，英文字母 a、b、c 等代表服药者，阿拉伯数字 1、2、3 分别代表七里河区疾控中心美沙酮门诊、临夏市疾控中心美沙酮门诊、广河县中西医结合医院美沙酮门诊，如服药者 a1 表示来自七里河区美沙酮门诊的服药者。

**服药者 a1**. 男性，43 岁，无业，汉族，高中文化程度，甘肃兰州人，海洛因成瘾者，混合吸毒，从 2010 年 12 月起参加美沙酮维持治疗，截至访谈当天之前未曾出现脱失状况，在服药之前曾在 2009 年 3 月—2010 年 10 月间接受强制戒毒，强戒后归为社区戒毒人员经家人和社区禁毒专干联系于 2010 年 12 月自愿申请参加社区美沙酮维持治疗，首次服药剂量为 30 毫克，当前服药剂量维持在 45 毫克—60 毫克之间。（访谈时间：2013 年 8 月 22 日）

**服药者 b1**. 男性，54 岁，无业，汉族，初中文化程度，甘肃兰州市人，海洛因成瘾者，混合吸毒，2008 年 11 月参加美沙酮维持治疗，自称为兰州市第一批吸食海洛因人群，曾三次接受强制戒毒，两次医疗戒毒，首次吸食海洛因年龄为 25 岁，首次服药剂量为 40 毫克，当前服药剂量维持在 55 毫克—65 毫克之间，最高服药剂量达到过 80 毫克。（访谈时间：2013 年 8 月 22 日）

**服药者 c1**. 男性，29 岁，无业，回族，初中文化程度，甘肃临夏市人，海洛因成瘾者，静脉注射吸毒，2013 年 2 月参加美沙酮维持治疗，首次吸食海洛因年龄为 28 岁，首次服药剂量为 30 毫克，当前服药剂量维持在 30 毫克—35 毫克之间。（访谈时间：2013 年 8 月 22 日）

**服药者 d2**. 男性，24 岁，无业，回族，小学辍学，甘肃和政县人，海洛因成瘾者，静脉注射吸毒，在云南做生意时与朋友一起吸毒，2012 年 11 月自愿参加美沙酮维持治疗，首次吸食海洛因年龄为 21 岁，首次服药剂量为 30 毫克，当前服药剂量维持在 30 毫克—35 毫克之间。（访谈时间：2013 年 8 月 26 日）

**服药者 e2**. 女性，32 岁，无业，回族，初中辍学，甘肃积石山县人，海洛因成瘾者，混合吸毒，受家人影响一起吸毒，2011 年 2 月—2013 年 1 月在兰州市女子监狱服刑，2013 年 5 月经自愿申请参加美沙酮维持治疗，首次吸食海洛因年龄为 29 岁，首次服药剂量为 30 毫克，当前服药剂量维持在 30 毫克—40 毫克之间。（访谈时间：2013 年 8 月 26 日）

**服药者 f3.** 男性，46 岁，在职(在三甲集镇政府打扫卫生)，回族，小学文化程度，甘肃广河县人，海洛因成瘾者，口吸，首次吸食海洛因年龄为 31 岁，2011 年 12 月开始参加美沙酮维持治疗，自愿申请(属隐形吸毒人员)，首次服药剂量为 35 毫克，当前服药剂量维持在 45 毫克—50 毫克之间。(访谈时间：2013 年 9 月 6 日)

**服药者 g3.** 男性，35 岁，务农，东乡族，小学以下文化程度，甘肃东乡县人，海洛因成瘾者，口吸，1999 年在兰州染上吸毒，2003 年 6 月—2004 年 5 月在青海省西宁市戒毒所强制戒毒，2009 年 4 月—2011 年 1 月在平凉市强戒所戒毒，2012 年 3 月参加美沙酮维持治疗，首次吸食海洛因年龄为 20 岁，首次服药剂量为 30 毫克，当前服药剂量维持在 45 毫克—50 毫克之间。(访谈时间：2013 年 9 月 6 日)

上述选取的 7 个服药者案例是从 20 世纪 80 年代、90 年代和进入 21 世纪至今各时间段开始吸食海洛因人群的代表性案例，大致可以总结为如下特点：吸食时间长短影响毒瘾程度，吸毒时间越长者，毒瘾也就越重，在美沙酮门诊的服药剂量也随之较大，7 个案例中中静脉注射和混合吸毒行方式较口吸方式多，7 个案例中吸食海洛因者有 5 人有过在公安司法机构的戒毒经历。

## 第三节　何以脱失？——美沙酮维持治疗的效应几何

美沙酮维持治疗的设计理念之一，就是要通过对美沙酮的适量服用，以达到海洛因成瘾者对海洛因的替代作用，及长期以口服美沙酮溶液克服戒断症状，从而逐步恢复成瘾者的诸多社会功能。而在现实美沙酮维持治疗行动中，服药者的操守情况直接影响到是否脱失的问题。在国家 2011 年 10 月印发的《社区美沙酮维持治疗门诊吸毒人员艾滋病综合干预指导手册》，对因“特殊原因”退出维持治疗的界定范围包括：与毒品无关的违法犯罪、疾病/怀孕、死亡三种情况。我们以甘肃省社区药物维持治疗工作组提供的全省近两年关于参加维持治疗服药者退出原因的统计作为研究参考(见表 5.6)。

表 5.6　2012—2013 年甘肃省社区药物维持治疗病人退出原因统计

| 退出原因 | 2012 人数 | | 2013 人数 | |
|---|---|---|---|---|
| | 人数 | 构成比% | 人数 | 构成比% |
| 因偷吸而被强制隔离戒毒 | 288 | 9.6 | 390 | 10.6 |
| 违反门诊规章制度 | 0 | 0.0 | 0 | 0.0 |
| 自认为戒断，不再需要服用美沙酮 | 9 | 0.3 | 2 | 0.1 |
| 不明原因，无法联系 | 68 | 2.3 | 53 | 1.4 |
| 无故 7 天未治疗 | 274 | 9.1 | 112 | 3.0 |
| 认为美沙酮效果不好，转用其他戒毒方式 | 0 | 0.0 | 4 | 0.1 |
| 害怕被抓 | 96 | 3.2 | 83 | 2.3 |
| 家人不支持 | 4 | 0.1 | 0 | 0.0 |
| 交通不方便 | 1 | 0.0 | 1 | 0.0 |
| 服药时间不方便 | 1 | 0.0 | 6 | 0.2 |
| 其他 | 9 | 0.3 | 19 | 0.5 |
| 因与毒品无关的违法犯罪被抓 | 1 391 | 46.3 | 1 721 | 46.8 |
| 主动退出 | 0 | 0.0 | 16 | 0.4 |
| 外出打工/出差/做生意/移居/出国 | 211 | 7.0 | 120 | 3.3 |
| 去外地居住、出国(改变生活环境) | 0 | 0.0 | 4 | 0.1 |
| 经济困难 | 0 | 0.0 | 0 | 0.0 |
| 疾病/怀孕 | 625 | 20.8 | 1 112 | 30.2 |
| 死亡 | 28 | 0.9 | 23 | 0.6 |
| 药物副作用/过敏 | 0 | 0.0 | 13 | 0.4 |
| 合计 | 3 005 | 100.0 | 3 679 | 100.0 |

表 5.6 表明，近两年全省美沙酮维持治疗行动中“与毒品无关的违法犯罪”占到全部退出原因的近 47%，偷吸而被强戒在 9%—近 11%区间，因疾病或怀孕占 20.8%—30%。

具体到本项研究关注的三个美沙酮门诊的脱失情况又是怎样，具体见表 5.7 所示。

**表 5.7　2013 年三个门诊服药者退出维持治疗情况**

| 退出原因 | 七里河区疾控中心美沙酮第一门诊 | | 临夏市疾控中心美沙酮门诊 | | 广河县中西医结合医院美沙酮门诊 | |
|---|---|---|---|---|---|---|
| | 人数 | 百分比(%) | 人数 | 百分比(%) | 人数 | 百分比(%) |
| 因偷吸而被强制隔离戒毒 | 105 人 | 36 | 13 人 | 36 | 22 人 | 59 |
| 因与毒品无关的违法犯罪被抓 | 18 人 | 6 | 2 人 | 6 | | |
| 疾病/怀孕 | 5 人 | 2 | 4 人 | 10 | 1 人 | 3 |
| 死亡 | | | | | | |
| 外出打工/出差/做生意/移居/出国 | 48 人 | 16 | 3 人 | 8 | 14 人 | 38 |
| 去外地居住、出国(改变生活环境) | 1 人 | 0 | | | | |
| 无故 7 天未治疗 | 49 人 | 17 | | | | |
| 违反门诊规章制度 | | | | | | |
| 自认为戒断,不再需要服用美沙酮 | | | | | | |
| 不明原因,无法联系 | 18 人 | 6 | 5 人 | 14 | | |
| 认为美沙酮效果不好,转用其他戒毒方式 | 1 人 | 0 | | | | |
| 害怕被抓 | 39 人 | 13 | 2 人 | 6 | | |
| 家人不支持 | | | | | | |
| 交通不方便 | | | | | | |
| 服药时间不方便 | | | | | | |
| 主动退出 | 1 人 | 0 | 2 人 | 6 | | |
| 经济困难 | | | | | | |
| 药物副作用/过敏 | 2 人 | 1 | 2 人 | 6 | | |
| 其他 | 6 人 | 2 | 3 人 | 8 | | |
| 合计 | 293 人 | 100 | 36 人 | 100 | 37 人 | 100 |

上表中三个门诊退出原因最多的就是偷吸被强戒，外出打工、无故7天未治疗、害怕被抓等也是退出最多的原因。

脱失意味着维持治疗行动中服药的停止且在下一年不参加维持治疗，脱失的影响因素很多除“特殊原因”中规定的三种原因以外，其他原因的脱失在计算维持治疗保持率时是不计入的。

我们主要从两种方法来描述脱失者案例情况，一种是通过留存在各个门诊服药者的病历档案中搜集，另一种就是与门诊的医护者交谈以了解服药者的一些脱失案例。

**脱失者 a1**．男，汉族，甘肃兰州人，2009年开始吸食海洛因，静脉注射，首次服药时间为2013年5月，同年7月停止给药，原因为违反门诊规章制度，多次偷吸，不遵医嘱。

**脱失者 b1**．男，汉族，宁夏固原人，1999年来兰务工，2000年开始吸食海洛因，混合，首次服药时间为2007年10月，2008年5月脱失，原因为违法犯罪被公安机关抓获进监狱。

**脱失者 c2**．男，回族，甘肃康乐人，2003年开始吸食海洛因，混合，首次服药剂量40毫克，2009年3月首次服药，2010年5月脱失，原因为迁居外地做生意。

**脱失者 d2**．女，回族，甘肃临夏人，2008年开始吸食海洛因，口吸，首次服药剂量30毫克，2008年5月首次服药，2011年6月脱失，原因为被公安机关强制戒毒。

**脱失者 e3**．男，回族，甘肃广河人，2000年开始吸食海洛因，口吸，首次服药剂量30毫克，2006年12月6日首次服药，同年12月20日脱失，原因为被公安机关强制戒毒。

**脱失者 g3**．男，回族，甘肃广河人，2001年开始吸食海洛因，静脉注射，首次服药剂量30毫克，2011年4月4日首次服药，同月24日脱失，原因为HIV检测结果为阳性需转甘肃省专门收治艾滋病患者的兰州市肺科医院进行抗艾治疗。

**医护者 a1**．原七里河区疾控中心党委书记，主任医师，从事戒毒药物治疗工作近30年，是兰州市最早的戒毒治疗医疗机构之一的参与人；直接参与了七里河区2006年美沙酮门诊和2010年第一门诊的组建工作，2010年退休后继续返聘一直在门诊工作。

“我从 20 世纪 80 年代就在治疗海洛因成瘾者，你访谈的服药者中就有那时候被治疗过的。怎么说呢，戒毒药物维持治疗也是重点在维持治疗上做文章。至于服药者的脱失，我个人认为每个门诊都存在脱失现象，关键是脱失的比例有多高。我个人总结了门诊至今几个主要脱失原因包括：服药者在维持治疗期间存在的多药物滥用即偷吸时被警察抓，服药者从事不涉毒案件时被警察抓，服药者的自身健康状况出现问题这样几种情况。美沙酮治愈的情况，在我的从医经历中几乎没有，在一个相当长的维持治疗时间段内，坚持治疗对这些人（指服药者）来说，难度可想而知。再加上这些人（指服药者）大多数身上背负着污名，出现脱失的几率自然会高。”（访谈时间：2013 年 7 月 23 日）

**医护者 b2**. 临夏市疾控中心美沙酮门诊主任，主治医师，从 2007 年以来一直从事美沙酮维持治疗工作。

“临夏市的美沙酮门诊从创建至今我一直在这里工作，之前我从部队退伍后转业分配到市疾控中心工作，从事行政工作。2007 年疾控中心领导找我谈话，让我负责美沙酮门诊工作，可能当时因为我的军人背景对管理美沙酮门诊有点帮助吧，毕竟来吃药的都是些吸毒的；另外这项工作还需要与公安们打交道，当时疾控中心搞专业的都是女的，在我们这个地方，不喜欢让女的出来，就这样我就干上了这项工作。几年过来接触工作多了，对有关治疗还是了解的。说到脱失问题，原因太多了，可以说在我这维持治疗过的又脱失的服药者中因违法犯罪而退出治疗的情况是最多的原因。服药者的特殊性决定了就会出现脱失情况，这个是没有办法的。”（访谈时间：2013 年 9 月 25 日）

**医护者 c3**. 广河县中西医医院内科主治医师兼美沙酮门诊主任，回族，从 2007 年以来一直从事美沙酮维持治疗工作。

“我从事美沙酮治疗工作是因为县里的疾控中心不做，说三甲集镇是全县、全州吸毒人员最多的地方又毗邻东乡那边，把美沙酮门诊放到三甲集的县中西医结合医院做。就这样医院领导领了任务后就安排到我们内科做，说这个门诊的工作上边非常重视，每年都会给经费，为医院能解决些经费问题，就这样我进入了这一块工作。刚建立时一个服药者都没有，省上、州上、县里想了很多办法找吸毒人员往我这送，在这个门诊首次服药的时间为 2006 年 12 月 7 日，就两个人，12 月 20 日就脱失了一个，到 2007 年一年累积服药人数才 9 个人，其中脱失了 4 个人。针对门诊运行的情况，省上说广河的门诊不要收10元的治疗费了，这一块费用由省上直接补给门诊，就是这样还是没多少人来喝药。2007、2008、2009年不知到我这来了多少领导、专家调研门诊艰难运行的情况。为此省上领导专门在门诊开现场办公会解决问题。我归纳了几点脱失原因：门诊刚开始运行时，公安就天天派人在门诊附近抓人，搞得吸毒的怕抓不来了，开现场办公会后情况好点，但名声已在外；另外就是三甲集的人在外做生意的特别多，我们与公安一起做过统计，就是在册的吸毒人员在家的较少，多数在兰州、新疆、云南，特别是在兰州的最多，兰州七里河门诊里的穆斯林吃药的几乎广河三甲集这边的占一半左右人数。”（访谈时间2013年9月27日）

## 第四节　至关重要的保持率——数据背后的博弈

根据2011年10月印发的《社区美沙酮维持治疗门诊吸毒人员艾滋病综合干预指导手册》中关于维持治疗行动保持率的统计方法：

$$保持率=\frac{正在治疗人数}{最近一年所有参加过治疗人数-同期因特殊原因退出人数}\times 100\%$$

我们对三个美沙酮门诊2013年的保持率统计如表5.8所示。

**表5.8　2013年三个美沙酮门诊维持治疗保持率**

| 门　　诊 | 正在治疗人数 | 最近一年所有参加过治疗人数 | 同期因特殊原因退出人数 | 保持率（%） |
|---|---|---|---|---|
| 七里河区疾控中心美沙酮第一门诊 | 588 | 875 | 23 | 69 |
| 临夏市疾控中心美沙酮门诊 | 169 | 205 | 6 | 84.9 |
| 广河县中西医结合医院美沙酮门诊 | 47 | 84 | 1 | 56.6 |

国家社区药物维持工作组对维持治疗规定保持率要达到70%这样一个基本率，从而来评估每个美沙酮门诊的维持治疗工作开展的状况。从2013年的三个门诊的保持率统计来看，只有临夏市疾控中心美沙酮门诊达到了

70%以上这个保持率要求。按照保持率公式的算法，一年内所有治疗人数中因特殊原因退出人数越少对保持率提高越有帮助。

**医护者 a1**. 七里河区疾控中心原党委书记，主任医师，从事戒毒药物治疗工作近30年，是兰州市最早的戒毒治疗医疗机构之一的参与人；直接参与了七里河区2006年美沙酮门诊和2010年第一门诊的组建工作，2010年退休后继续返聘一直在门诊工作。

“保持率是考核美沙酮门诊工作最直接的指标，所以门诊的压力就是这个保持率。每年年初省上公布出各门诊的上年保持率排名情况。2010年没有分建第一、第二门诊时，我们门诊的保持率每年都居全省最高，分建了第二门诊后带走了半数服药者，加之门诊内部的一些人员调整(新老主任交接班)等方方面面因素间接直接地都影响了门诊的治疗工作。治疗工作中医生与服药者的关系很微妙，以前老主任抓工作紧时，对服药者的掌控力就强，服药者也能听进些医生的话；若赶上老主任生病和退休新主人未能到岗的这段时间内，治疗的效果特别是服药者的退出就增多或者是违反治疗规定的行为就特别多。”(访谈时间：2013年7月23日)

**医护者 b1**. 七里河区美沙酮第一门诊主任，主治医师，2014年1月调入现岗位，2013年1—12月在七里河区疾控中心第二门诊工作。

“我是2014年1月接替王主任的，门诊去年的保持率低于规定的基本率。说明去年门诊的维持治疗工作有许多需要加强的地方，我是临危受命主持第一门诊的工作，可能是个过渡，因现在两个门诊租用的场地费用太高，可能年内两个门诊又得合并在一起搬回区疾控中心。”(访谈时间：2014年7月28日)

**医护者 c1**. 七里河区疾控中心主任。主任医师，从2006年起领导、组建全区的美沙酮门诊和维持治疗工作，是省、市两级社区药物维持治疗工作组成员，有着丰富的美沙酮维持治疗督导工作经验。

“我们在美沙酮维持治疗工作上是下了很大功夫的，曾好几年获得国家和省上的褒奖，是全省的标杆门诊。美沙酮维持治疗工作是一个长周期见效慢的活，又是一个特殊医患直接面对面的关系，可以说保持维持治疗的较好效果非常困难。有医生的影响因素、有服药者的影响因素、在咱们国家受政策不断调整和领导指示的影响也在内，所以门诊保持率想保持在一个较高水平不容易。”(访谈时间：2014年10月30日)

**医护者 d2**. 临夏市疾控中心美沙酮门诊主任，主管医师，从 2007 年以来一直从事美沙酮维持治疗工作。

“想办法增加服药人的数量，同时控制住较多脱失，稳定住维持治疗人员是保持率增高的最理想状态了。而现状是跟吸毒人员打交道没有那么简单。我们想了许多办法来提高保持率，如奖励减免服药等办法。我个人认为保持率是考核门诊工作的一个重要指标，但门诊应付不了维持治疗方方面面的问题。”（访谈时间：2013 年 9 月 25 日）

**医护者 e3**. 广河县中西医医院内科主管医师兼美沙酮门诊主任，回族，从 2007 年以来一直从事美沙酮维持治疗工作。

“门诊自开设以来保持率上不去，年年都被省点名批评。我们这个穆斯林地区，本来对吸毒和吸毒人员已非常反感，当年在开设门诊时，一些宗教人士和县里领导就不愿意。但因为卫生部定下广河县为艾滋病防治示范区，对吸毒人员的防艾探索工作是重要任务，所以后来才在三甲集开了美沙酮门诊。其间州上、县里在禁毒大会上每次都讲门诊的作用，县卫生、公安、宗教等部门也经常联系，我们还去附近清真寺里宣传、说明美沙酮戒毒的原因。”（访谈时间：2013 年 9 月 27 日）

## 第五节　复杂且特殊的医患关系——无奈与不满

根据研究需要，我们设计了关于美沙酮门诊医患关系调查问卷，问卷对象包括三个门诊的 65 位服药者和 15 位医护者。问卷时间为参加 2013 年 7 月 11 日—8 月 10 日和 2014 年 1 月 17 日—2 月 16 日期间的维持治疗的 65 位服药者；对医护人员的问卷调查分别在 2013 年 9 月 24 日的七里河区疾控中心美沙酮第一门诊、2013 年 8 月 26 日的临夏市疾控中心美沙酮门诊、2013 年 9 月 6 日的广河县中西医结合医院美沙酮门诊。

在表 5.9 统计中，给药量认为不够的有 45 人，认为自己存有偷带情况的有 56 人，对自己病情说不清和不了解的有 35 人，有过与医护人员发生口角的有 61 人，配合治疗情况方面有 35 人愿意配合，有 8 人不愿意，参加后期干预情况方面只有 3 人经常参加。

**表 5.9　三个门诊针对服药者的医患关系问卷事项统计**

| | 给药量情况 | 偷带情况 | 了解自己病情情况 | 与医护发生口角 | 配合治疗情况 | 参加后期干预情况 |
|---|---|---|---|---|---|---|
| 七里河区疾控中心美沙酮门诊(16人+12人=28人) | 较多<br>合适 8<br>不够 20 | 经常 4<br>偶尔 18<br>从不 6 | 了解 12<br>说不清14<br>不了解 2 | 经常 11<br>偶尔 15<br>从不 1 | 愿意 14<br>不好说 8<br>不愿意 6 | 经常 3<br>偶尔 9<br>从不 16 |
| 临夏市疾控中心美沙酮门诊(13人+8人=21人) | 较多<br>合适 7<br>不够 14 | 经常 6<br>偶尔 13<br>从不 2 | 了解 15<br>说不清 5<br>不了解 1 | 经常 5<br>偶尔 15<br>从不 1 | 愿意 11<br>不好说 8<br>不愿意 2 | 经常<br>偶尔 3<br>从不 18 |
| 广河县中西医结合医院美沙酮门诊(7人+9人=16人) | 较多<br>合适 5<br>不够 11 | 经常 3<br>偶尔 12<br>从不 1 | 了解 3<br>说不清13<br>不了解 | 经常 2<br>偶尔 13<br>从不 1 | 愿意 10<br>不好说 6<br>不愿意 | 经常<br>偶尔<br>从不 16 |

**表 5.10　三个门诊针对医护者的医患关系问卷事项统计**

| | 遵医性情况 | 发现偷带情况 | 发现偷吸情况 | 职业危险性程度 | 从事工作时间 |
|---|---|---|---|---|---|
| 七里河区疾控中心美沙酮门诊(7人) | 好 1<br>一般 3<br>不好 3 | 经常 3<br>偶尔 4<br>没有 | 经常 5<br>偶尔 2<br>没有 | 危险 7<br>一般<br>不危险 | 一年内 4<br>三年内 2<br>三年以上 1 |
| 临夏市疾控中心美沙酮门诊(5人) | 好<br>一般 4<br>不好 1 | 经常 1<br>偶尔 4<br>没有 | 经常 3<br>偶尔 2<br>没有 | 危险 5<br>一般<br>不危险 | 一年内 1<br>三年内 3<br>三年以上 1 |
| 广河县中西医结合医院美沙酮门诊(3人) | 好 1<br>一般 1<br>不好 1 | 经常<br>偶尔 3<br>没有 | 经常<br>偶尔 3<br>没有 | 危险 3<br>一般<br>不危险 | 一年内 2<br>三年内<br>三年以上 1 |

从表 5.10 可以看出，在遵医性统计中，三个门诊中有 8 人认为“一般”，5 人认为“不好”；在发现偷带和偷吸情况统计中，15 人都认为两偷行为普遍存在；在职业危险性程度方面，15 人认为所从事的职业危险；在从事工作时间方面 3 年内占了 12 人，其中一年内就有 7 人。

**服药者 1a.** 男，无业，甘肃定西人，汉族，2011 年 4 月参加门诊维持治疗，未脱失。

“我觉得医生给药量总是不够，多要肯定是不会给的。硬要的话就让我先做尿检，我嫌费事就喝完走了。服务态度不好，我是来这花钱喝的。”(访谈时间：2013 年 8 月 22 日)

**服药者 2a**. 男，个体，甘肃兰州人，汉族，2012 年 8 月参加门诊维持治疗，未脱失。

“药管得太严了，不让带出去喝，有时候要出去几天办事，问门诊给带些药，被拒绝。”（访谈时间：2014 年 8 月 22 日）

**服药者 3b**. 男，无业，甘肃永靖人，汉族，2013 年 1 月参加门诊维持治疗，未脱失。

“这个药的劲没白粉爽，但现在甘肃的白粉杂质太多，吸了对身体伤害大，被抓就更惨。只能到这来喝，还不能多喝。为了少吵架留在这喝药就凑合着吧。”（访谈时间：2013 年 8 月 26 日）

**服药者 4b**. 男，无业，甘肃临夏人，回族，2011 年 9 月参加门诊维持治疗，未脱失。

“在门诊遇到吵架是常事，就是为了多给些药喝。医生总是不相信我。”（访谈时间：2013 年 8 月 26 日）

**服药者 5c**. 男，农民，甘肃广河人，回族，2013 年 2 月参加门诊维持治疗，未脱失。

“门诊主任如果出差不在，我就让护士给我多加些，反正护士不会为这事去问主任的。主任在家时要提出加药，可麻烦了。”（访谈时间：2013 年 9 月 6 日）

**医护者 a1**. 原七里河区疾控中心党委书记，主任医师，从事戒毒药物治疗工作近 30 年，是兰州市最早的戒毒治疗医疗机构之一的参与人；直接参与了七里河区 2006 年美沙酮门诊和 2010 年第一门诊的组建工作，2010 年退休后继续返聘一直在门诊工作。

“在美沙酮门诊里的医患关系主要集中在给药量和服药者偷带美沙酮液体这两个问题上，给药量问题又是引起服药者和我们之间关于服药的认识问题。服药者对在服药期间发生的多药滥用行为存在侥幸心理，只是觉得自己舒服就行，他们（服药者）喜欢把海洛因比作是手抓羊肉，把美沙酮比作洋芋，有条件时吸食海洛因，没钱时就到门诊里喝美沙酮。这种不顾及自身生命的偷吸行为在维持治疗期间是普遍现象。有经验的医生可以在问诊时判断是否有偷吸嫌疑并要求进行尿样检测。偷带美沙酮液体在我们门诊偶尔会发生，如果决定强行制止可能会引来服药者与医护者的口角，可惜门诊聘请的保安发挥作用比较有限，所以一旦发生制止偷带行为时，都是让人

非常紧张的时刻。”（访谈时间：2013 年 7 月 23 日）

**医护者 b1**. 七里河区美沙酮第一门诊主任，副主任医师，2014 年 1 月调入现岗位，2013.1—12 月在七里河区疾控中心第二门诊工作。

“我理解的医患关系在美沙酮门诊中，主要是服药人群的特殊性，长期吸食海洛因的人，是有着几种面孔，他们可以这一分钟听进去医生讲的话，下一分钟可能就会翻脸破口大骂医护人员。专家说吸食海洛因是一种脑病，我看没错。因为医生没法对服药者将会做出怎样的举动做出预判，只能凭自己的经验在服药者还算正常时进行有关问诊，在这种情况下还得细心判断服药者所说的病况的真伪。这决定我们给他们开药的剂量，如果发生我们开药量大而他们出现死亡的话（多药滥用过量），责任就在门诊了。有时我们感到无奈和无助。”（访谈时间：2014 年 7 月 29 日）

**医护者 c2**. 临夏市疾控中心美沙酮门诊主任，主管医师，从 2007 年以来一直从事美沙酮维持治疗工作。

“我经常为了维护门诊正常的治疗秩序与服药者打架，他们这些人中有的人是老老实实来喝药的，有的人不听从医嘱，无理取闹。表现好的服药者，我们都会关照他的，比如家住在积石山的，每三天来这里喝一次药，距离远不方便，就提出喝一些再带一些第二天再喝的要求，我们就根据他的服药表现情况同意他将喝剩下的药液带回去再喝，但前提是如果发现出现药液外露给其他人的话，就不会再同意他外带药液了。”（访谈时间：2013 年 9 月 25 日）

**医护者 d2**. 临夏市疾控中心副主任，分管美沙酮门诊工作。

“服药者能否如实按照美沙酮维持治疗门诊所签署的协议要求服药是治疗取得效果的关键。协议要求遵医嘱、不偷吸、不偷带，但实际治疗中以上三个要求是最难处理的。一些服药者与我们斗智斗勇，精确的计算怎样安全避尿检阳性的方法和时间。反映在治疗中就是服药者对医生说的不是真实的病况，或者有时说的话难以自圆其说，自我矛盾的。”（访谈时间：2013 年 9 月 26 日）

**医护者 e3**. 广河县中西医医院内科主管医师兼美沙酮门诊主任，从 2007 年以来一直从事美沙酮维持治疗工作。

“在我们这里医患关系意味着医生要是认真执行门诊规章制度，服药者就会不满意，突出的反映在定期给服药者做尿检判断其有无偷吸。这时有的服药者就会以各种理由躲避检查。比如在我们不注意的情况下偷换尿样或干脆就不来门诊做尿检。我就得从他们的话语里分析和初步判断后根据他们的服药历史情况，综合做出下一步的治疗计划。”（访谈时间：2013年9月27日）

6

# 第六章　分析与讨论

## 第一节　服药者前后自我矛盾的病痛叙述及以此展开的治疗策略

通过第三章关于三个门诊维持治疗行动中服药者和医护者的访谈描述,我们可以对维持治疗中服药者的病痛叙述做初步分析。在本项研究中服药者前后自我矛盾的病痛叙述主要是指服药者因吸食海洛因成瘾后在心理和身体均形成了依赖性。美沙酮可以替代海洛因暂时减弱或阻断因吸食海洛因成瘾引起的戒断症状,但是美沙酮毕竟不是海洛因,没有海洛因给吸食者带来的心理和身体上特有舒适感。这就引起了服药者在参加美沙酮维持治疗期间出现的隐瞒偷吸(多药滥用)行为及在给药量上产生争执的现象,表现在医疗行动中就是服药者对医护者自我矛盾的病痛叙述,从而影响医护者的用药剂量和治疗决策。

> 世界卫生组织的专家委员会对药物依赖性(Drug Dependence)所做的解释是:药物依赖性是药物与机体相互作用所造成的一种精神状态,有时也包括身体状态,它表现出一种强迫性地连续或定期用该药物的行为和其他反应,为的是感受它的精神效应,或是为了避免由于断药所引起的不舒适。①

对服药者来说,吸食致依赖性极强的海洛因,令产生一种欣快的感觉,所以他们吸食海洛因表现为一种连续性行为,以获得心理上的满足,避免精神上的不适,避免一旦断药所带来的难以忍受的痛苦即戒断症状。故此,服药者为了摆脱对海洛因的依赖就得克服心理和身体的两种依赖性,而摆脱海洛因依赖又是极其不容易的。百年来人类克服海洛因成瘾的经验证明了这一事实,这对于在美沙酮门诊服药者来说同样是一个最大问题。

“海洛因成瘾者的自身特点与一般患者不同,海洛因成瘾者一般存在一

---

① 施红辉、李荣文、蔡燕强主编:《毒品成瘾矫治概论》,科学出版社 2009 年版,第 11 页。

定的心理问题，并伴随着不良行为表现，例如恐惧、忏悔、自卑、绝望等不良心理以及说谎等不良行为。”[①]上述研究指出海洛因成瘾者的说谎行为的潜在特质影响了其在维持治疗期间就病痛叙述过程中，为了最大限度地获得身心舒适感，不顾身体实际状况而改变自己真实的病痛叙述向医护者报告。“有经验的医生有较大把握判断出服药者关于自己病情陈述的真假，只要是服药者在一段稳定服药期内突然提出要加药量，这可能有两种可能，一是服药者偷吸后对美沙酮的需求量增加，另一种情况就是自己身体真的需要。此外还存在服药者多要药液从而进行偷带行为的。”（七里河门诊医护者 a，2014 年 3 月 13 日访谈）

这里的服药者的病痛叙述出现了与病痛叙述理论模型中患者为了维护自身健康所进行的病痛叙述相反的叙述：因为美沙酮门诊场域中的患者所需治疗的病痛与传统病痛治疗的范围与意义不同，美沙酮服药者身上所携带的病痛具有两重含义，即因产生依赖性出现心瘾和生理戒断反映等不适需要替代药物对其阻止或减缓；另一方面因低剂量的美沙酮药液对服药者克服心瘾和戒断症状存在有限性，使得服药者发生需求药量大而不顾身体实际健康状况的矛盾复杂心理和病痛状态。

> “喝美沙酮总是感觉不够劲，多喝的话，医生总是怕我喝多中毒出事。我们一起其他来喝药的都遇上这样的问题。”（七里河门诊服药者 a，2013 年 3 月 13 日访谈）
>
> “对我们来说，处理病人多喝药的情况，摸索了一些经验。第一观察病人整体精神状态，第二查看近十天至一个月内左右的服药病历和服药剂量，第三做一些常规检查措施，最后决定是否加药。这是常规加药做法。特殊处理办法就是我们在吃不准的情况下，要求有加药需求的病人现场做尿检，如果病人没有在外边偷吸或有其他不正常想法，他们会非常配合我们的工作。如果病人存在偷吸或有其他不正当需求，被要求做尿检时，他就会躲跑了。另外我们这也出现过偷吸病人在做尿检时偷换尿检标本的情况，总之病人想掩盖自己多加药的真实目的。”（七里河门诊医护者 a，2014 年 3 月 13 日访谈）

---

① 余英琴、奕小敏：《医患沟通在美沙酮维持治疗中的应用》，《当代医学》2013 年第 35 期。

所以在慢性病痛患者管理中出现了具有自我矛盾意义的病痛患者类型，这种病痛患者与常规的病痛患者所处的自身病痛体验和病痛治疗环境都有巨大差异性。当然这为研究药物成瘾人群在参加长期维持治疗行动提供了一个研究解释模型。

凯博文教授的病痛叙述模型针对传统慢性病患者的病痛叙述研究是建立在病痛患者处在单线的病痛状态下，不存在自我矛盾的病痛体验。而针对美沙酮门诊中这种特殊的处在自我矛盾病痛体验状态下的病痛患者的病痛叙述就出现了非单线的病痛叙述内容，其病痛叙述内容充满了复杂性和自我矛盾性。但是这种复杂的自我矛盾的病痛叙述也是患者病痛体验的真实表达，是医护者处理治疗海洛因成瘾人群普遍需要面对的现实情况。

在上述分析的美沙酮门诊中服药者的自我矛盾的病痛叙述可以看作是类似患病人群病痛体验的真实表达，而围绕这一病痛叙述医护者采取了相对应的治疗行动策略。美沙酮的毒品抑或药物的双重性和特殊性决定了门诊这一特定场域中的特殊功能，即防止美沙酮中毒情况，预防多药滥用行为，防止美沙酮被以任何方式偷带出门诊这样三个功能。而门诊的功能与美沙酮服药者的病痛体验表达存在一定冲突，调解的焦点集中在给药量。国内有关研究认为："门诊普遍在给药量上不足，提高门诊的给药量达到60毫升是比较合理的。"[①]给药量是美沙酮门诊病患双方博弈的焦点，但其背后反映出服药者自我矛盾的真实病痛体验和在维持治疗中无奈的病痛表达之间的一种特殊类型的病痛叙述模式。

以此特殊类型的病痛叙述模式而采取的治疗策略其实质上体现出门诊规避治疗风险的理性决策行动，而决定这一理性决策行动的根源就是美沙酮的毒品抑或药物的双重特质，这也是美沙酮维持治疗一直存在争议的地方。

## 第二节　门诊情境下的特殊医患关系

在萨兹-霍兰德理论模型提出"患者症状的严重程度是医患互动的决定

① 谢小敏：《提高美沙酮维持治疗患者服药依从性的研究综述》，《中国药物依赖性杂志》2013年第3期。

因素。根据症状的严重程度，医患互动可被归入三个可能模型：主动-被动”“指导-合作”以及“双向参与”。保蒂斯塔理论模型在萨兹-霍兰德理论模型基础上提出“重点关注患者修正医生嘱咐的治疗措施的方式”。[①] 根据上一章我们对门诊医患关系的描述并结合萨兹-霍兰德理论模型和保蒂斯塔理论模型，对美沙酮门诊情境下的医患关系做如下分析：

目前国内的大多数美沙酮门诊在开展后期干预治疗行动这一块还有许多不足或者有些门诊没有条件进行后期干预行动，故造成了“门诊治疗单一，覆盖面小”，[②]在本次研究中三个门诊也不同程度存在上述问题。门诊治疗行动的单一、服药者自我矛盾的病痛叙述表达、门诊医护者职业流动性较强等变量因素，在一个需要长期接受维持治疗理念的美沙酮门诊特定情境下的医患关系的特点呈现出特殊的医患关系模型。

> “我来这里就和喝药，喝完就走，跟门诊的人没有什么交流的。”(七里河门诊服药者 b，2013 年 9 月 6 日)
>
> “我听说过后期干预，外省的门诊有，我转诊外地时参加过，这里没有。”(广河县门诊服药者 c，2013 年 9 月 26 日)
>
> “门诊里除了主任，其他人总在换，我跟主任交流还多些，其他人也没什么技术。”(临夏市门诊服药者 d，2013 年 9 月 27 日)
>
> “以前老主任在时，我喜欢跟他聊聊，让根烟抽抽，后来老主任生病又要退休了，门诊里人都是女的，就很少有以前那样了。老主任在时经常组织我们坐坐，喝茶，聊天，谈谈喝药的情况，现在没有了。”(七里河门诊服药者 e，2013 年 11 月 3 日)
>
> “美沙酮门诊这个工作，全靠门诊主任的能力，再加上有一两个得力的医生，是可以做好的。”(临夏市门诊主任，2013 年 9 月 27 日)

上述访谈资料中，能部分地反映出美沙酮门诊中医患关系的一些现状。诸如在医生的技术水平、医生的组织协调沟通能力、医护者的工作稳定性、

---

① [美] 考克汉姆：《医学社会学》(第 11 版)，高永平、杨勃彦译，中国人民大学出版社 2011 年版，第 127 页。

② 张锐敏：《我国药物滥用防治工作现状分析及未来策略思考》，《中国药物滥用防治杂志》2013 年第 2 期。

医生对服药者的态度和看法等内容上是服药者最为关心看重的。

有研究指出:“求医行为不单是生了病找医生,它背后有着复杂的生理、心理和社会动因。”[①]上述访谈资料说明服药者对门诊提供更多服务的期待而不单单是为来喝药而喝药。在美沙酮门诊中喝药的动机除了解除病痛外,对于心里和情绪上治疗也同时存在,当然这就给美沙酮门诊提高了维持治疗的要求和挑战。

综上所述,当前三家美沙酮门诊的医患关系参考萨兹-霍兰德理论模型中的“双方参与”型及保蒂斯塔理论模型“重点关注患者修正医生嘱咐的治疗措施的方式。”在门诊中的医患关系呈现出一种混合了萨兹-霍兰德理论模型中的“双方参与”型及保蒂斯塔理论模型“重点关注患者修正医生嘱咐的治疗措施的方式”的特殊医患关系模式——有限条件下的互动参与修正性医患关系。

有限条件是指美沙酮门诊关于治疗服药有关剂量的给取标准,这就决定了医护者不能无限制地按照服药者的要求给药,同时还得在排除美沙酮中毒可能、防止多药滥用、防止偷带美沙酮液体等前提下进行医患之间的给服药行动。

互动参与是指服药者将自己的病痛叙述表达出后在医护者的监督和指导下共同完成每次的服药。服药者要提供病痛体验表达,医护者负责来判断这一病痛体验表达的真实性,从而决定给药的剂量的互动参与过程。

修正性是指医护者根据自己的治疗知识和经验来判断、修正对服药者每次服药剂量的适合程度。

这种针对美沙酮门诊情境下呈现的特殊医患关系若考虑加进后期干预行动变量,可能会呈现出更为复杂的医患互动关系,这也是未来美沙酮门诊医患关系需要给予研究和关注的。

---

① 李力、邱泽奇.:《求医行为及其社会影响因素分析》,《重庆医学》2014 年第 2 期。

# 参考文献

## 著作


[1] [美] 凯博文:《苦痛和疾病的社会根源:现代中国的抑郁、神经衰弱和病痛》,郭金华译,上海三联书店 2008 年版。

[2] [美] 古德:《医学、理性与经验:一个人类学的视角》,吕文江、余晓燕、余成普译,北京大学出版社 2010 年版。

[3] 王红漫:《医学社会学读本——全球健康国际卫生攻略》,北京大学医学出版社 2010 年版。

[4] [美] 达斯古塔:《药物监测方法:治疗性用药与药物滥用》,陆林译,人民卫生出版社 2011 年版。

[5] 李燕、陆林:《艾滋病与药物滥用》,云南人民出版社 2010 年版。

[6] [法] 雨果:《悲惨世界》,李玉民译,光明日报出版社 2009 年版。

[7] [美] 戴维·马斯托:《美国禁毒史:麻醉品控制的由来》,周云译,北京大学出版社 1999 年版。

[8] [美] 考克汉姆:《医学社会学》(第 11 版),高永平、杨勃彦译,中国人民大学出版社 2011 年版。

[9] [美] 考克汉姆:《医疗与社会:我们时代的病与痛》,高永平、杨勃彦译,中国人民大学出版社 2014 年版。

[10] [英] 柯林斯、[英] 平奇:《勾勒姆医生:作为科学的医学与作为救助手段的医学》,雷瑞鹏译,上海科技教育出版社 2009 年版。

[11] [美] 凯瑟琳·蒙哥马利:《医生该如何思考:临床决策与医学实践》,郑明华主译,人民卫生出版社 2010 年版。

[12] [美] 菲利普·布儒瓦:《生命的尊严:透析哈莱姆东区的快克买卖》(第 2 版),焦小婷译,北京大学出版社 2009 年版。

[13] 苏珊·桑塔格:《疾病的隐喻》,程巍译,麦田,城邦文化出版:家庭传媒

城邦分公司发行 2012 年版。
[14] [美] 查斯特罗、阿什曼：《人类行为与社会环境》(第 6 版)，师海玲等译，中国人民大学出版社 2006 年版。
[15] [美] 梯尔：《越轨社会学》(第 10 版)，王海霞等译，中国人民大学出版社 2011 年版。
[16] [美] 梯尔：《越轨：人为什么干“坏事”?》，王海霞等译，中国人民大学出版社 2014 年版。
[17] 韩丹：《吸毒人群调查》，江苏人民出版社 2007 年版。
[18] 韩丹：《吸毒与艾滋病问题的社会学研究：以江苏吸毒人群为例》，中国社会科学出版社 2011 年版。
[19] 兰林友：《本土的解说：宗族、族群与公共卫生的人类学研究》，中国社会科学出版社 2012 年版。
[20] [英] 道格拉斯：《洁净与危险》，黄剑波等译，民族出版社 2008 年版。
[21] [法] 德吕勒：《健康与社会》，王鲲译，译林出版社 2009 年版。
[22] [法] 福柯：《疯癫与文明：理性时代的疯癫史》，刘北成、杨远婴译，生活·读书·新知三联书店 2003 年版。
[23] [法] 福柯：《临床医学的诞生》，刘北成译，译林出版社 2011 年版。
[24] [法] 福柯：《规训与惩罚》(修订译本)，刘北成、杨远婴译，生活·读书·新知三联书店 2012 年版。
[25] [法] 福柯：《不正常的人》，钱翰译，上海人民出版社 2010 年版。
[26] [法] 福柯：《精神疾病与心理学》，王杨译，上海译文出版社 2014 年版。
[27] [英] 达文波特-海因斯：《搜寻忘却的记忆：全球毒品 500 年》，蒋平、马广惠译，译林出版社 2008 年版。
[28] [法] 勒穆瓦纳：《伫立在疯狂里：一个精神科医生的手记》，顾敏译，外语教学与研究出版社 2013 年版。
[29] 特纳：《仪式过程：结构与反结构》，黄剑波、柳博赟译，中国人民大学出版社 2006 年版。
[30] [美] 米尔顿·温斯坦等：《临床决策分析》，曹建文主译，复旦大学出版社 2005 年版。
[31] [英] 彼得·泰特：《医患交流手册》(第 5 版)，潘志刚、刘化驰译，复旦大学出版社 2011 年版。

[32] [英] 劳埃德、[英] 波尔：《医学沟通技能》(第 3 版)，钟照华等译，北京大学医学出版社 2013 年版。
[33] 陈晓阳等：《人文医学》，人民卫生出版社 2009 年版。
[34] [英] 哈耶克：《科学的反革命：理性滥用之研究》，冯克利译，译林出版社 2012 年版。
[35] [德] 迪尔科斯、[德] 冯格洛特：《在理解与信赖之间：公众，科学与技术》，田松等译，北京理工大学出版社 2006 年版。
[36] [美] O. 瑞、C. 科塞：《毒品、社会与人的行为》(第 8 版)，夏建中等译，中国人民大学出版社 2001 年版。
[37] [美] 默森、[美] 布莱克、[美] 米尔：《国际公共卫生：疾病，计划，系统与政策》，郭新彪主译，化学工业出版社 2009 年版。
[38] [美] 吉普尔：《剑桥世界人类疾病史》，张大庆主译，上海科技教育出版社 2007 年版。
[39] 张有春：《医学人类学》，中国人民大学出版社 2011 年版。
[40] [美] 克莱曼：《疾痛的故事：苦难、治愈与人的境况》，方筱丽译，上海译文出版社 2010 年版。
[41] [法] 亚当、[法] 赫尔兹里奇：《疾病与医学社会学》，王吉会译，天津人民出版社 2005 年版。
[42] [美] 沃林斯基：《健康社会学》，孙牧虹等译，社会科学文献出版社 1999 年版。
[43] [美] 特罗斯特：《流行病与文化》，刘新建、刘新义译，山东画报出版社 2008 年版。
[44] [美] 汉(Hahn, R.)：《疾病与治疗：人类学怎么看》，禾木译，东方出版中心 2010 年版。
[45] 袁林、张黎明：《药物滥用与药物滥用监测》，军事医学科学出版社 2012 年版。
[46] 赵敏等：《酒精及药物滥用与成瘾》，人民卫生出版社 2012 年版。
[47] 王高喜：《戒毒社会工作基础》，军事医学科学出版社 2010 年版。
[48] 北京大学全球卫生研究中心：《全球卫生时代中非卫生合作与国家形象》，世界知识出版社 2012 年版。
[49] 张实：《医学人类学理论与实践》，知识产权出版社 2012 年版。

[50] 周浩礼等:《改革开放的医学社会学研究》,华中科技大学出版社 2012 年版。
[51] [美] 杰米逊等:《全球卫生优先事项》,张炜等译,中国财政经济出版社 2006 年版。
[52] Palani Naiayanan、Robere Ali、Robyn Vial:《美沙酮与丁丙诺啡治疗指导手册》,孙丽丽等译,人民卫生出版社 2010 年版。
[53] 肖红松:《近代河北烟毒与治理研究》,人民出版社 2008 年版。
[54] 曹锦清:《如何研究中国》,上海人民出版社 2010 年版。
[55] 朱海林:《艾滋病防控面临的道德冲突及协调》,中国社会科学出版社 2013 年版。
[56] 李京文:《艾滋病对中国经济和社会的影响》,中国社会科学出版社 2012 年版。
[57] [英] 约翰埃姆斯利:《致命元素:毒药的历史》,毕小青译,生活·读书·新知三联书店 2012 年版。
[58] [美] 迈耶斯:《现代医学的偶然发现》,周子平译,生活·读书·新知三联书店 2011 年版。
[59] 李楯:《艾滋病与人权.感染者和医生等的生命权、健康权及立法建议和法律评估》,法律出版社 2013 年版。
[60] [英] 泰希:《历史上的药物与毒品》,鲁虎等译,商务印书馆 2004 年版。
[61] [英] 吉登斯:《现代性的后果》,田禾译,译林出版社 2011 年版。
[62] 尚季芳:《民国时期甘肃毒品危害与禁毒研究》,人民出版社 2010 年版。
[63] 李洁:《文化与精神医学》,华夏出版社 2011 年版。
[64] 美国疾病预防控制中心编:《流行病学原理:公共卫生实践中的应用》,曾光主译,中国协和医科大学出版社 2009 年版。
[65] 梁其姿:《麻风:一种疾病的医疗社会史》,朱慧颖译,商务印书馆 2013 年版。
[66] [法] 帕斯特里克贝尔什、克洛德阿梅桑:《西医的故事》,闫素伟译,商务印书馆 2014 年版。
[67] 王一方:《叙事医学导论》,商务印书馆 2014 年版。
[68] 斯坦利乔尔赖泽:《技术医学:医患的变幻世界》,商务印书馆 2014 年版。
[69] [英] 休斯:《解读犯罪预防:社会控制、风险与后现代》,刘晓梅、刘志

松译，中国人民公安大学出版社 2009 年版。
[70] 刘岩：《风险社会理论新探》，中国社会科学出版社 2008 年版。
[71] 沈海梅：《医学人类学视野下的毒品、艾滋病与边疆社会》，云南大学出版社 2010 年版。
[72] 陈云东：《毒品、艾滋病问题的法律与政策研究》，云南大学出版社 2010 年版。
[73] 李聪：《毒品、艾滋病防治研究》，云南大学出版社 2010 年版。
[74] [美] 大卫·费特曼：《民族志：步步深入》，龚建华译，重庆大学出版社 2007 年版。
[75] 杨玲等：《毒品吸戒问题研究——来自心理学的探索》，科学出版社 2010 年版。
[76] 高桂云、郭琦：《生命与社会：生命技术的伦理和法律视角》，中国社会科学出版社 2009 年版。
[77] 胡宜：《送医下乡：现代中国的疾病政治》，社会科学文献出版社 2011 年版。
[78] [美] 迈尔斯、休伯曼：《质性资料的分析：方法与实践》，张芬芬译，重庆大学出版社 2008 年版。
[79] 杜文民、张京华：《药物警戒的重要性与药物警戒论》，上海科技教育出版社 2004 年版。
[80] 杨悦：《WHO 基本药物制度研究与应用》，人民军医出版社 2012 年版。
[81] 世界卫生组织：《世界卫生组织药品标准专家委员会第 43 次技术报告》，金少鸿、宁保明译，中国医药科技出版社 2010 年版。
[82] [美] 劳里·加勒特：《逼近的瘟疫》，杨岐鸣、杨宁译，生活·读书·新知三联书店 2008 年版。
[83] 李聪：《艾滋病防治研究与调查》，科学出版社 2011 年版。
[84] [美] 考尔斯：《医疗社会工作：保健的视角》(第 2 版)，刘梦等译，中国人民大学出版社 2011 年版。
[85] 张涛、高芙曼：《艾滋病治理的新实践》，中国协和医科大学出版社 2012 年版。
[86] [丹] 海默、曹诗弟：《在中国做田野调查》，于忠江、赵晗译，重庆大学出版社 2012 年版。

[87] 邱仁宗:《生命伦理学》,中国人民大学出版社 2010 年版。
[88] [澳] 巴伯:《成瘾社会工作》,范志海、李海英、杨旭译,华东理工大学出版社 2008 年版。
[89] [法] 波罗:《嗜毒癖》,商务印书馆 1999 年版。
[90] 宋成英、张知贵:《药品、毒品与兴奋剂》,第四军医大学出版社 2013 年版。
[91] 刘民:《艾滋病性病流行病学》,北京大学医学出版社 2008 年版。
[92] 张建新:《艾滋病行为监测资料分析及报告指南》,四川大学出版社 2007 年版。
[93] 世界卫生组织:《艾滋病治疗与关怀伦理学和公平获取指南》,人民卫生出版社 2005 年版。
[94] 褚坚:《艾滋病综合防控实践探索》,浙江大学出版社 2010 年版。
[95] 耿柳娜:《毒瘾透视:吸毒人群心理研究》,安徽人民出版社 2010 年版。
[96] 中德艾滋病防治在线教育项目组:《艾滋病——中德艾滋病防治在线教育教材》,人民卫生出版社 2008 年版。
[97] 梁其姿:《面对疾病——传统中国社会的医疗观念与组织》,中国人民大学出版社 2011 年版。
[98] 余新忠、杜丽红:《医疗、社会与文化读本》,北京大学出版社 2013 年版。
[99] 郭毅:《毒雾毒幕:中国吸贩毒真相》,中央编译出版社 2014 年版。
[100] 康来仪、潘孝彰:《艾滋病防治学》,复旦大学出版社 2008 年版。
[101] 余新忠:《清以来的疾病、医疗和卫生:以社会文化史为视角的探索》,生活·读书·新知三联书店 2009 年版。
[102] 马立骥:《强制隔离戒毒人员心理及矫治》,浙江大学出版社 2013 年版。
[103] 陈鹏忠:《强制隔离戒毒工作基层执法实务流程》,浙江大学出版社 2013 年版。
[104] 李蓓春:《强制隔离戒毒人员教育矫治案例精选及评析》,浙江大学出版社 2013 年版。
[105] 施红辉:《戒毒脱瘾九训理论与实操》,暨南大学出版社 2012 年版。
[106] 骆寒青:《毒品预防教程》,中国人民公安大学出版社 2011 年版。
[107] 叶冬青:《医学社会科学研究方法》,中国科学技术大学出版社 2011 年版。

[108] 瞿海源等:《社会及行为科学研究法(2)质性研究法》,社会科学文献出版社 2013 年版。
[109] 瞿海源等:《社会及行为科学研究法(3)资料分析》,社会科学文献出版社 2013 年版。
[110] 施红辉、李荣文、蔡燕强:《毒品成瘾矫治概论》,科学出版社 2009 年版。
[111] 韩小谦:《技术发展的必然性与社会控制》,中国财政经济出版社 2004 年版。
[112] 夏国美:《艾滋病立法: 专家建议及其形成过程》,法律出版社 2006 年版。
[113] 张泽灵、黄进弟:《戒毒医生数百问》,中国协和医科大学出版社 2003 年版。
[114] 管临初:《药物滥用和成瘾纵谈》,上海教育出版社 2008 年版。
[115] [德] 卡尔格-德克尔:《医药文化史》,姚燕、周惠译,生活·读书·新知三联书店 2004 年版。
[116] 邬江、骆寒青:《民族地区吸毒与艾滋病预防现状研究》,中国人民公安大学出版社 2011 年版。
[117] 李洪河:《新中国的疫病流行与社会应对: 1949—1959》,中共党史出版社 2007 年版。
[118] [英] 魏森等:《牛津临床姑息治疗手册》,任军等主译,人民卫生出版社 2006 年版。
[119] [美] 马祖尼等:《Merritt 神经病学手册》,李军杰主译,科学出版社 2010 年版。
[120] 世界卫生组织:《疾病和有关健康问题的国际统计分类》,董景五主译,人民卫生出版社 2008 年版。
[121] [美] 桑塔格:《反对阐释》,程巍译,上海译文出版社 2011 年版。
[122] [加] 扎克、科菲:《因病相连: 卫生治理与全球政治》,晋继勇译,浙江大学出版社 2011 年版。

## 论文

[1] 邱泽奇:《从社会的层面来看待毒品问题》,《中华读书报》2001 年 6 月 20 日第 6 版。

[2] 邱泽奇：《禁毒二十年之反思》，《啄木鸟》2004 年第 6 期。
[3] 谢铮、邱泽奇、张拓红：《患者因素如何影响医方对医患关系的看法》，《北京大学学报》(医学版)2009 年第 2 期。
[4] 李力、邱泽奇：《求医行为及其社会影响因素分析》，《重庆医学》2014 年第 2 期。
[5] 刘世定：《〈乡土中国〉与“乡土”世界》，《北京大学学报》(哲学社会科学版)2009 年第 5 期。
[6] 刘能：《艾滋病、污名和社会歧视：中国乡村社区中两类人群的一个定量分析》，《社会学研究》2005 年第 6 期。
[7] 王思斌、赛牙热・依马木：《多民族地区发展社会工作的族群视角》，《甘肃社会科学》2013 年第 4 期。
[8] 张静：《信任问题》，《社会学研究》1997 年第 3 期。
[9] 佟新：《女性违法犯罪问题初探》，《社会学研究》1995 年第 5 期。
[10] 李建新：《新疆穆斯林人口现状与家庭生殖健康服务的新模式》，《西北民族研究》2007 年第 1 期。
[11] 马凤芝：《政策实践：一种新兴的社会工作实践方法》，《东岳论从》2014 年第 1 期。
[12] 卢晖临：《社区研究：源起、问题与新生》2005 年第 4 期。
[13] 卢晖临、李雪：《如何走出个案：从个案研究到扩展个案研究》，《中国社会科学》2007 年第 1 期。
[14] 卢云峰：《变迁社会中的宗教增长》，《北京大学学报》(哲学社会科学版)2010 年第 6 期。
[15] 王迪：《城市基层社会的数字化治理》，《湖北行政学院学报》2011 年第 2 期。
[16] 王迪：《破解中国社会调查的统计迷思——兼谈实地研究的洞察力》，《中国图书评论》2012 年第 2 期。
[17] 韩济生：《中国疼痛医学的昨天今天与明天》，《中国疼痛医学杂志》2012 年第 9 期。
[18] 蔡志基：《近期世界毒品形势及所造成的严重危害》，《中国药物依赖性杂志》2004 年第 2 期。
[19] 邵秦：《艾滋病人群社会行为辨析》，《中国药物依赖性杂志》2001 年第

2期。
[20] 邵秦:《略谈近年中国禁毒问题》,《社会学研究》1994年第5期。
[21] 邵秦、戴晓明:《中国HIV/AIDS的流行态势与防范措施》,《社会学研究》1995年第1期。
[22] 刘志民:《关于"美沙酮维持"的一些思考》,《中国药物依赖性杂志》2001年第2期。
[23] 郑荣寿、刘志民:《甘肃省社区戒毒与社区康复工作调研报告》,《中国药物依赖性杂志》2010年第6期。
[24] 陆林等:《中国药物滥用的过去、现在和未来》,《中国药物依赖性杂志》2009年第2期。
[25] 王玥:《改革开放30年中国禁毒方针、政策的历史沿革与演变》,《中国药物依赖性杂志》2010年第5期。
[26] 郭岩等:《全球卫生及其国家策略研究》,《北京大学学报》(医学版)2010年第3期。
[27] 谢铮等:《全球制定卫生领域后千年发展目标的行动、进展及启示》,《北京大学学报》(医学版)2013年第3期。
[28] 孙玉颖等:《吸毒者对降低艾滋病危害服务利用的现状及影响因素分析》,《北京大学学报》(医学版)2013年第3期。
[29] 赵亮员:《社会支持与毒品复吸风险的关系研究》,北京大学博士学位论文,2011年6月。
[30] 顾一:《美沙酮维持治疗操守保持影响因素研究》,北京大学硕士学位论文,2012年6月。
[31] 沈芸:《医患期待视角下的医患关系探讨》,北京大学硕士学位论文,2010年6月。
[32] 刘谦:《影响医护人员评价医患关系因素研究》,北京大学硕士学位论文,2009年6月。
[33] 李玮:《非理性认定下的理性选择:医疗纠纷解决中患方"闹"的行为逻辑》,北京大学硕士学位论文,2008年6月。
[34] 宋庆宇:《区域毒品问题及其影响因素研究》,北京大学硕士学位论文,2012年6月。
[35] 周新:《吸毒人员的社会经济属性及其吸毒行为特征:以六省市测试数

据为例》,北京大学硕士学位论文,2010 年 6 月。
[36] 阿提开木吾布力:《我国五个地区海洛因成瘾者多药使用特征和方式调查》,北京大学医学部硕士学位论文,2009 年 6 月。
[37] 申跃峰:《强制隔离戒毒与美沙酮维持治疗的衔接模式研究》,北京大学医学部硕士学位论文,2012 年 6 月。
[38] 申跃峰:《海淀区阿片类毒品成瘾者利用社区美沙酮药物维持治疗门诊的影响因素研究》,北京大学医学部硕士学位论文,2012 年 6 月。
[39] 邢彦:《美沙酮维持治疗和针具交换项目艾滋病防制效果评价》,北京大学医学部博士学位论文,2009 年 6 月。
[40] 郑荣寿:《甘肃省社区戒毒与社区康复调查研究》,北京大学医学部硕士学位论文,2010 年 6 月。
[41] 曾婷婷:《2005—2008 年中国 7 省美沙酮维持治疗及针具交换工作的比较分析》,北京大学医学部硕士学位论文,2010 年 6 月。
[42] 杜存:《北京市美沙酮维持治疗的脱失情况及其影响因素研究》,北京大学医学部硕士学位论文,2009 年 6 月。
[43] 王娟:《甘肃省社区药物滥用流行病学抽样调查》,北京大学医学部硕士学位论文,2006 年 1 月。
[44] 王清亮:《上海市毒品滥用相关经济成本的估计及社区戒毒(康复)的评价》,北京大学医学部博士学位论文,2012 年 6 月。
[45] 唐艳:《〈阿片类物质依赖复发情况问卷〉的编制及复发情况调查》,北京大学医学部硕士学位论文,2008 年 6 月。
[46] 郑杭生、雷茜:《艾滋病流行风险的分配结构和衍化机制》,《华中师范大学学报》(人文社会科学版)2012 年第 3 期。
[47] 潘绥铭、黄盈盈、李楯:《中国艾滋病"问题"解析》,《中国社会科学》2006 年第 1 期。
[48] 潘绥铭、侯荣庭:《中国艾滋病防治事业的价值理念》,《云南师范大学学报》(哲学社会科学版)2014 年第 4 期。
[49] 潘绥铭、侯荣庭、高培英:《信任重建与社区再融入:社区戒毒长效机制研究》,《山西师大学报》(社会科学版)2014 年第 3 期。
[50] 杨念群:《"中层理论"应用之再检视:一个基于跨学科演变的分析》,《社会学研究》2012 年第 6 期。

[51] 夏国美:《“打击”和“保护”的两难困境——中国艾滋病社会预防模式回顾与建议》,《社会观察》2005 年第 11 期。
[52] 庄孔韶:《小凉山彝族“虎日”民间戒毒行动和人类学的应用实践》,《广西民族学院学报》(哲学社会科学版)2005 年第 2 期。
[53] 景军:《艾滋病与乡土中国》,《市场与人口分析》2005 年第 2 期。
[54] 翁乃群:《海洛因、性、血液及其制品的流动与艾滋病、性病的传播》,《民族研究》2004 年第 6 期。
[55] 林卡、许芸:《青少年吸毒者对艾滋病风险的认知及行为状况研究——以江苏省调查为例》,《中国青年研究》2011 年第 1 期。
[56] 王晓丽:《寄生在同一个链条上的两害——乌鲁木齐市贩毒、吸毒人群与艾滋病人群的相关研究》,《西北民族研究》2008 年第 4 期。
[57] 韩丹:《多元整合视野下的社区戒毒模式:一项基于江苏南京的实证研究》,《青少年犯罪问题研究》2011 年第 4 期。
[58] 兰林友:《常在金沙江边走》,《读书》2010 年第 1 期。
[59] 刘绍华:《医学人类学的中国想象》,《广西民族学院学报》(哲学社会科学版)2006 年第 3 期。
[60] 余成普:《身体、文化与自我:一项关于器官移植者自我认同的研究》,《思想战线》2014 年第 4 期。
[61] 余晓燕:《HIV/AIDS 防治中的医患交往艺术:一个景颇村寨中的信任表达》,《开放时代》2010 年第 3 期。
[62] 余晓燕:《区域差异视野下的艾滋病社区防治经验:云南 L 县之个案研究》,《社会》2010 年第 6 期。
[63] 刘敏:《中国西部毒品蔓延的现状和特点》,《甘肃社会科学》1991 年第 5 期。
[64] 吴尊友等:《中国部分地区社区美沙酮维持治疗效果定性研究》,《中国艾滋病性病》2007 年第 3 期。
[65] 孙咏莉:《贫困、道德与焦虑:新疆萨阿代特社区中的艾滋病》,中央民族大学博士学位论文,2007 年。
[66] 李冬莉:《社会转型与 HIV 高危险行为:甘肃戒毒所的调查与研究》,中央民族大学博士学位论文,2003 年 6 月。

# 附　录

## 一、有关文件、政策

### 中共中央、国务院印发《关于加强禁毒工作的意见》

《人民日报》2014年7月7日1版

中共中央、国务院近日印发了《关于加强禁毒工作的意见》(以下简称《意见》),要求各地区各有关部门把禁毒工作纳入国家安全战略和平安中国、法治中国建设的重要内容,按照"源头治理、以人为本、依法治理、严格管理、综合治理"的基本原则,坚持"预防为主,综合治理,禁种、禁制、禁贩、禁吸并举"的工作方针,立足当前,长期治理,突出重点,多管齐下,不断创新禁毒工作体制机制,进一步完善毒品问题治理体系,深入推进禁毒人民战争,坚决遏制毒品问题发展蔓延。

《意见》指出,近年来,各地区各有关部门认真贯彻落实禁毒法和党中央、国务院决策部署,深入开展禁毒人民战争,全面落实综合治理措施,禁毒工作取得了阶段性成效。但是,受国际毒潮持续泛滥和国内多种因素影响,我国毒品问题已进入加速蔓延期,毒情形势严峻复杂。加强禁毒工作,治理毒品问题,对深入推进平安中国、法治中国建设,维护国家长治久安,保障人民群众健康幸福,实现"两个一百年"奋斗目标和中华民族伟大复兴的中国梦,具有十分重要的意义。

《意见》提出,到2020年,实现全民禁毒意识普遍增强,新吸毒人员滋生速度明显减缓;戒毒康复体系更加科学完善,戒治挽救吸毒人员能力明显增强;境外毒品走私渗透、国内制贩毒活动受到严厉打击,毒品问题严重地区和突出毒品问题得到有效整治；禁毒国际合作务实开展，境外毒源地对我国危害减少；禁毒工作责任全面落实，党委和政府统一领导、禁毒委员会组织协调、有关部门齐抓共管、全社会共同参与的禁毒工作社会化格局真正形成，毒品治理能力明显提高；禁毒专业力量不断加强，各项保障更加有力，法律法规日益完善，切实掌握禁毒斗争主动权。

《意见》要求，要深入开展毒品预防教育。建立由各级禁毒部门牵头、党委宣传部门协助、有关部门齐抓共管、社会各界广泛参与的全民毒品预防教育工作体系。把毒品预防教育作为国民教育和社会主义精神文明建设的重要组成部分，纳入平安城市、文明城市（村镇、单位）创建内容倡导健康生活方式，在全社会营造珍爱生命，远离毒品的禁毒氛围。发挥学校主渠道作用，重点针对青少年等易染毒群体开展毒品预防教育，实现普通中小学校、中等职业学校和高等学校毒品预防教育全覆盖。建立学校、家庭和社区毒品预防教育衔接机制，普及家庭防毒知识，强化社区禁毒宣传教育。有针对性地对涉毒高危行业从业人员开展毒品预防教育，在重点地区广泛开展禁种毒品原植物宣传教育。

要创新吸毒人员服务管理。依法严厉查处吸毒行为，鼓励吸毒人员主动到公安机关登记，把吸毒人员纳入网格化社会管理服务体系。积极探索科学有效的戒毒康复模式，构建戒毒治疗、康复指导、救助服务相结合的戒毒工作体系。大力加强自愿戒毒工作，全面推进社区戒毒、社区康复工作，规范强制隔离戒毒工作，研究完善戒毒康复场所管理体制，扩大戒毒药物维持治疗覆盖面，提高戒毒实效。加强戒毒康复人员就业帮扶和社会保障工作，加强吸毒人员艾滋病防治工作，加强跟踪管理和行为干预。

要严厉打击毒品违法犯罪活动。加强毒品来源重点方向省份的毒品查缉工作，严格物流寄递行业禁毒管理，构建覆盖全国陆海空邮及互联网的毒品立体堵截体系。严厉打击制毒、跨境跨区域贩毒和互联网涉毒等违法犯罪活动，严厉打击幕后组织者、团伙骨干和“保护伞”，严厉打击毒品洗钱犯罪和为毒品犯罪提供资金的活动。严格落实禁种铲毒工作责任制，严厉打击非法种植毒品原植物行为。完善突出毒品问题重点整治工作机制，强化分级预警、通报约谈、挂牌整治和督导考核。强化对公共娱乐场所的综合治理，加大对涉毒场所的查处力度。

要加强易制毒化学品和麻醉药品、精神药品管理。建立非列管易制毒化学品、新精神活性物质及其他非药用物质临时列管机制和监管责任追究制度，建立健全易制毒化学品流失追溯制度。加快易制毒化学品管理信息系统建设和应用。建立麻醉药品和精神药品药用类与非药用类分类列管制度，加强对麻醉药品和精神药品生产、运输、经营、使用等环节的监管。

要务实开展禁毒国际合作。将禁毒国际合作作为对外执法安全合作的重要内容，认真履行国际禁毒公约义务，积极参与联合国禁毒机构倡导的活动，建立与世界各国和国际组织多层次、全方位的禁毒国际合作格局。

《意见》强调，各地区各有关部门要加强对禁毒工作的组织领导，认真履行禁毒职责。地方各级党委和政府对本地区禁毒工作负总责，要把禁毒工作纳入当地经济社会发展总体规划，摆上重要议事日程，列入全面深化改革，社会治理和公共服务的重要内容。建立禁毒工作考评和责任追究制度，将禁毒工作纳入党政领导班子和领导干部政绩考核内容。各级禁毒委员会要加强对本地区禁毒工作的组织、协调和指导，各级禁毒委员会成员单位要认真落实同级禁毒委员会的部署要求，各级禁毒委员会办公室要加强禁毒对策研究和沟通协调、督导考核。积极引导全社会力量参与禁毒工作，鼓励社会资金参与禁毒公益事业。逐步建立禁毒社会工作专业人才和志愿者队伍，发挥中国禁毒基金会等禁毒社会组织作用。按照国家有关规定表彰奖励对禁毒工作做出突出贡献的集体和个人，建立举报毒品违法犯罪奖励制度。

各地区各有关部门要加强禁毒工作保障。强化力量建设，建立与毒情形势和禁毒任务相适应、职能配置完善、岗位设置科学的禁毒机构和队伍。要完善禁毒工作保障机制，加强禁毒法制建设，加大禁毒科技攻关力度，加强禁毒基础设施建设，不断提升保障水平。

## 以习近平新时代中国特色社会主义思想为指导<br>奋力夺取新时代禁毒人民战争新胜利

赵克志

《人民日报》2018年6月26日

禁毒工作事关国家安危、民族兴衰、人民福祉，厉行禁毒是党和政府的一贯主张和立场。党的十八大以来，以习近平同志为核心的党中央高度重视禁毒工作，习近平总书记多次发表重要讲话、作出重要指示，提出了一系列禁毒工作的新理念新思想新战略，为我们做好新时代禁毒工作指明了前进方向、提供了根本遵循。近日，习近平总书记再次作出重要指示，充分肯定了禁毒工作取得的成绩，强调要加强党的领导，充分发挥政治优势和制度优势，完善治理体系，压实工作责任，广泛发动群众，走中国特色的毒品问题治理之路，坚决打赢新时代禁毒人民战争，充分表明了党和国家厉行禁毒的鲜明态度和坚定决心，对于我们做好新时代禁毒工作提出了新的更高要求。我们要进一步强化“四个意识”、坚定“四个自信”，深入学习领会、坚决贯彻落实习近平总书记关于禁毒工作的系列重要指示精神，牢固树立和贯彻总体国家安全观，自觉践行以人民为中心的发展思想，以最大的信心、最强的力度、最细的措施，坚定不移把禁毒斗争推向深入，奋力夺取新时代禁毒人民战争新胜利，为实现“两个一百年”奋斗目标、实现中华民族伟大复兴的中国梦营造和谐稳定的社会环境。

**一、切实提高政治站位，坚定不移用习近平新时代中国特色社会主义思想统领新时代禁毒工作**

习近平总书记关于禁毒工作的一系列重要指示，从全局和战略的高度，从历史和现实的维度，科学阐释了治理毒品问题的一系列重大理论和现实问题，思想深邃、立意高远、内涵丰富，是习近平新时代中国特色社会主义思想在禁毒工作中的具体体现。一是深刻阐明了做好禁毒工作的重大意义，强调禁毒工作事关国家安危、民族兴衰、人民福祉，要求以对国家、对民族、对人民、对历史高度负责的精神，把禁毒工作作为象征中华民族伟大复兴的义举善举来做好。二是深刻阐明了禁毒工作的战略方向，强调禁毒工作是一项艰巨复杂的工作、禁毒是一个历史过程，要求树立长期作战思想，锲而不舍，常抓不懈，坚定不移打赢禁毒人民战争，不获全胜决不收兵。三是深刻阐明了禁毒工作的基本原则，强调毒品犯罪是严重刑事犯罪，要严惩不贷，要求保持对毒品的“零容忍”，出重拳、下重手，依法严厉打击，坚决遏制毒品问题蔓延势头。四是深刻阐明了禁毒工作的治本之策，强调要从青少年抓起、从广大人民群众教育和防范抓起，坚持专群结合、依靠群众、群策群力、群防群治，坚持源头治理、系统治理、综合治理、依法治理，加强宣传引导，广泛发动群众，最大限度减少毒品的社会危害。五是深刻阐明了禁毒工作的责任体系，强调要坚持党委领导、部门协同，社会共治、齐抓共管，形成高效有序的禁毒工作格局。习近平总书记的这一系列重要指示，进一步深化了对禁毒工作规律特点的认识，是我们做好新时代禁毒工作、不断夺取禁毒斗争新胜利的根本遵循和行动指南，必须深刻领会、准确把握、自觉践行，不折不扣地贯彻落实到禁毒工作的全过程和各方面。

近代以来，中国人民曾经饱受鸦片烟毒侵害，毒品给中华民族带来过沉重灾难。当前，国际毒潮持续泛滥，全球制造、走私、贩运、滥用毒品问题更加突出，毒品来源、种类、吸毒人数不断扩大，严重威胁人类健康、发展、和平与安全。受全球毒品蔓延和国内多种因素影响，我国处于毒品问题蔓延期、毒品犯罪高发期、毒品治理攻坚期的基本态势没有发生根本改变，并呈现出境内与境外毒品问题相互交织、传统与新型毒品危害相互交织、网上与网下毒品蔓延相互交织等新特点，毒品来源持续增多，合成毒品滥用突出，毒品种类加速变异，毒品犯罪组织化、网络化、暴力化明显增强，毒品问题的复杂程度和治理难度进一步加大。各地区、各部门要坚持以习近平新时代中国特色社会主义思想为指导，深入学习贯彻习近平总书记关于禁毒工作的系列重要指示精神，切实把思想和行动统一到党中央关于禁毒斗争的重大决策部署上来，清醒认识当前毒品形势的严峻性、复杂性，进一步增强开展禁毒斗争的使命感、紧迫感，以深化禁毒人民战争为主线，以完善毒品治理体系为重点，以落实禁毒工作责任为纽带，持之以恒抓好禁毒斗争各项措施的落实，奋力开创新时代禁毒工作新局面。

**二、聚焦平安中国建设，最大限度防范和减少毒品社会危害**

毒品是万恶之源，是人类社会公害，不仅严重侵害人的身体健康、销蚀人的意志、破坏家庭幸福，而且严重消耗社会财富、毒化社会风气、污染社会环境，极易诱发一系列违法犯罪活动。各地区、各部门要牢固树立以人民为中心的发展思想，紧紧围绕人民群众反映强烈的突出毒品问题，深入开展禁毒严打整治专项行动，依法严厉打击整治各类毒品违法犯罪活动，最大限度减少毒品来源、毒品需求、毒品危害，切实增强人民群众的安全感和满意度。一要坚决打击制毒犯罪。要坚持把严打制毒犯罪作为减少国内毒品来源的根本举措，以端窝点、打团伙、断链条为重点，加强易制毒化学品管理，强化涉毒重点要素排查管控，向制毒犯罪持续发起凌厉攻势，坚决打击制毒犯罪分子的嚣张气焰。二要严打毒品走私贩运。要坚持把严打毒品走私贩运作为减少毒品供应的关键举措，以打组织、摧网络、断通道为重点，着力构建全方位、立体化的打防管控体系，坚决打击境内外毒枭和跨境贩毒团伙网络，有效堵截毒品走私贩运通道，坚决遏制境外毒品渗透入境和境内毒品外流内销。三要大力加强重点整治。要坚持把重点整治作为落实党政禁毒工作责任的有力抓手，认真贯彻落实中办国办印发的《毒品问题严重地区责任考评办法》，紧紧抓住影响全国毒品形势的重点地区，坚持打击、管理、教育、防控多管齐下，集中力量、重典治乱，坚决扭转一些地方毒品问题严重的状况。要坚持源头治理，强化预防教育，着力提升人民群众毒品认知的能力和抵制毒品的意识，铲除毒品问题滋生蔓延的土壤。四要深入推进示范创建。要坚持把开展全国禁毒示范城市创建活动作为深化毒品问题治理的创新举措，有效发挥先进地区的典型引领和辐射带动作用，充分调动示范城市开展禁毒工作的内生动力和主观意愿，着力形成相互追赶、全民参与、创先争优的生动局面，推动全国禁毒工作深入开展。

**三、健全毒品治理体系，不断提升新时代禁毒工作能力和水平**

加强新时代禁毒工作，必须坚持立足当前、着眼长远，坚持标本兼治、多管齐下，全面提升毒品治理能力和水平。各地区、各部门要统筹运用法律、行政、经济、教育、文化等手段，综合采取禁吸、禁贩、禁种、禁制等措施，着力构建同国家治理体系和治理能力现代化要求相适应的“六全”毒品治理体系，努力走出一条具有中国特色的毒品问题治理之路。一要构建全覆盖毒品预防教育体系。要坚持关口前移、预防为先，把青少年毒品预防教育置于禁毒工作优先发展的战略位置，深入实施青少年毒品预防教育工程，努力实现校园无毒品、学生不吸毒。要着力打造禁毒宣传教育新平台，广泛倡导“健康人生、绿色无毒”生活理念，在全社会形成浓厚禁毒氛围。二要构建全环节服务管理吸毒人员体系。要坚持人文关怀、科学戒毒，不断创新吸毒人员服务管理工作，健全自愿戒毒医疗服务、社区戒毒社区康复、强制隔离戒毒等戒毒康复体系，完善戒毒治疗、心理矫正、帮扶救助、就业扶持等政策措施，积极帮助吸毒人员戒断毒瘾、回归社会，使吸毒人员切身感受到党和政府的关爱和帮助。三要构建全链条打击毒品犯罪体系。要紧密结合推进社会治安防控体系建设和扫黑除恶专项斗争，不断创新完善缉毒执法、堵源截流等工作机制，坚决摧毁制贩毒团伙网络，深挖打击涉毒黑恶势力及“保护伞”和境外幕后毒枭，有力震慑毒品违法犯罪活动的嚣张气焰。四要构建全要素监管制毒物品体系。要坚持保障合法需求与打击非法流失并重原则，健全易制毒化学品管制法律体系，严格管制重点品种和重点环节，着力推出管制工作新举措，实现生产、经营、流通等各环节的动态全程监控、闭环管理，严密防范易制毒化学品流失。五要构建全方位毒情监测预警体系。要充分利用大数据技术，加强对各类数据的集成分析，切实提高毒情监测预警的实效性和禁毒绩效评估的科学性。要全方位开展毒情监测分析评估，及时发现涉毒情报线索，实时掌握毒情发展变化，不断提高禁毒工作的前瞻性、针对性。六要构建全球化禁毒国际合作体系。要坚持互利共赢原则，认真履行大国义务，坚定维护国际禁毒政策，务实开展跨国缉毒执法合作，积极推进全球毒品共治，努力打造与构建人类命运共同体目标相适应、共商共建共享的禁毒国际合作格局。

**四、充分发挥体制优势，进一步凝聚起新时代禁毒人民战争的强大合力**

禁毒工作是一项复杂的社会系统工程，是全党全社会的共同责任。各地区、各部门要牢固树立“一盘棋”思想，紧紧依靠我们的政治优势和制度优势，以强烈的政治担当、历史担当、责任担当，统筹各方力量、整合各方资源，积极构建党委政府统一领导、禁毒委员会组织协调、各成员单位各负其责、全社会广泛参与的禁毒工作格局，坚定不移地把禁毒人民战争推向深入。一要强化责任落实。各级党委、政府要对本地禁毒工作负总责，把禁毒工作纳入经济社会发展总体规划、列入平安建设重要内容、作为党政领导班子和领导干部政绩考核范畴，统筹抓好部署落实。主要领导同志要认真履行第一责任，经常深入重点地区和基层一线，加强调研督导和指导帮扶。各级党委常委会和政府常务会议要定期听取汇报，及时研究解决制约禁毒工作的深层次问题。二要强化部门协同。各有关部门要充分发挥职能优势和专业优势，加强协调联动、资源整合、信息共享，着力打好禁毒人民战争整体仗、联手仗。各级禁毒委员会要加强组织协调，强化政策研究和督促检查，推动各项禁毒责任制和工作措施落到实处。三要强化群防群治。要毫不动摇地坚持党的群众路线，紧紧依靠群众、广泛发动群众，努力形成全民参与、社会共治、群策群力、群防群治的良好局面。要加强禁毒社工力量和禁毒社会组织建设，制定出台支持和鼓励群众参与禁毒工作的政策举措，鼓励社会资金参与禁毒公益事业，充分调动起社会各界参与禁毒斗争的积极性、主动性。四要强化基础建设。要积极适应禁毒斗争新形势，坚持正规化专业化职业化建设方向，大力加强禁毒专业队伍建设，着力提升禁毒工作专业化水平，努力锻造一支党和人民满意的高素质禁毒专业队伍。要着眼禁毒事业发展需要，加强对禁毒工作专业人才培养、力量建设、经费投入、科技装备和基础设施建设等方面的支持保障，为禁毒事业长远发展奠定坚实基础。

# 关于印发《遏制艾滋病传播实施方案（2019—2022年）》的通知

国卫疾控发〔2019〕54号

各省、自治区、直辖市人民政府，国务院各部委、各直属机构：

为贯彻党中央、国务院决策部署，推进联合国2030年终结艾滋病流行可持续发展目标的实现，落实《"健康中国2030"规划纲要》、《国务院关于实施健康中国行动的意见》（国发〔2019〕13号）、《健康中国行动（2019—2030年）》和《中国遏制与防治艾滋病"十三五"行动计划》（国办发〔2017〕8号）有关要求，解决当前艾滋病防治工作中的重点和难点问题，遏制艾滋病性传播上升势头，将疫情持续控制在低流行水平，国家卫生健康委等10部门联合制定了《遏制艾滋病传播实施方案（2019—2022年）》。经国务院同意，现印发给你们，请认真贯彻执行。

国家卫生健康委　中央宣传部

中央政法委　中央网信办

教育部　科技部

公安部　民政部

财政部　广电总局

2019年9月11日

## （2019—2022年）遏制艾滋病传播实施方案（摘选）

（二）艾滋病综合干预工程（卫生健康部门牵头）。

2.强化综合干预。卫生健康部门统筹协调基层医疗卫生机构和社会组织等对易感染艾滋病危险行为人群开展健康教育、安全套推广、动员检测、艾滋病性病诊疗和戒毒药物维持治疗转介等综合干预工作，疾病预防控制机构提供技术支持和指导。要充分发挥“互联网＋”作用，开展易感染艾滋病危险行为人群规模和分布估计及行为状况评估，实施线上和线下综合干预。进一步推进暴露后预防措施，开展男性同性性行为等人群暴露前预防试点工作，制定完善政策并逐步推广。男性同性性行为人群艾滋病相关危险行为减少10％以上，其他性传播危险行为人群感染率控制在0.5％以下。

3.加强重点干预。公安、司法行政、卫生健康部门建立健全社区戒毒、强制隔离戒毒、社区康复和维持治疗衔接工作机制，将戒毒药物维持治疗作为依法处置和管理吸毒人员的重要措施，纳入禁毒工作监测和艾滋病防治工作考评内容。卫生健康部门对夫妻一方感染艾滋病家庭全面实施健康教育、检测治疗和生育指导等防治措施。对性病就诊者开展艾滋病检测咨询，对艾滋病感染者、戒毒药物维持治疗人员、自愿咨询检测人员开展性病筛查，并对性病患者进行规范治疗。对艾滋病感染者开展健康及行为状况评估，提供针对性随访干预服务。参加戒毒药物维持治疗人员艾滋病年新发感染率控制在0.3％以下，夫妻一方感染艾滋病家庭的配偶传播率下降到1％以下。

（四）预防艾滋病社会综合治理工程（政法部门牵头）。

1.依法做好相关领域社会管理。政法部门组织协调、推动和督促有关部门开展艾滋病相关社会治安综合治理工作，妥善应对艾滋病相关重大突发事件。公安等部门结合专项行动，加强对娱乐服务场所监督管理，严厉打击涉黄等违法犯罪活动，依法从重打击处理涉及艾滋病传播危险的相关违法犯罪行为，依法责令相关经营场所停业整顿直至吊销证照，对涉嫌故意传播艾滋病的案件要及时依法立案侦查。公安、司法行政、卫生健康等部门对抓获的卖淫嫖娼、聚众淫乱、吸毒贩毒人员进行艾滋病检测，对检测发现的感染者加强重点管理并及时开展抗病毒治疗。

2. 加强合成毒品等物质管控。卫生健康、药品监管、公安等部门密切监测药物滥用情况，依法查处危害健康的非法催情剂等，及时将易促进艾滋病传播的滥用物质纳入毒品管控范围，依法加大打击力度。

## 阿片类物质使用相关障碍诊断治疗指导原则(摘选)
## 2017年

为规范阿片类物质使用相关障碍的诊断治疗工作，原卫生部于1993年发布了《阿片类成瘾常用戒毒疗法的指导原则》，并于2009年9月进行了修订，修订后的名称为《阿片类药物依赖诊断治疗指导原则》(以下简称《指导原则》)。随着《中华人民共和国禁毒法》和《戒毒条例》的实施，以及戒毒医疗技术的不断发展和新的戒毒理念的问世，《指导原则》已经不能满足戒毒医疗工作的需要，为此国家卫生计生委组织专家对《指导原则》进行了修订，修订后更名为《阿片类物质使用相关障碍诊断治疗指导原则》。修订后的《阿片类物质使用相关障碍诊断治疗指导原则》规范和统一了诊断标准和方法，明确了治疗目的、治疗方法和有效治疗的基本要素，增加了药物维持治疗和防复发治疗干预的内容。

阿片类物质包括天然类如鸦片、从阿片中提取的吗啡生物碱及其人工半合成或合成的衍生物。常见的阿片类物质有鸦片、吗啡、海洛因、美沙酮、丁丙诺啡、哌替啶和芬太尼等，均具有镇痛、镇静、改变心境(如欣快)、镇咳及呼吸抑制等药理、毒理作用。反复使用阿片类物质可出现耐受性、依赖综合征、戒断综合征等物质使用相关障碍。

**三、治疗**

阿片类物质使用相关障碍是一种慢性、高复发性的脑疾病，其发生发展是生物、心理及社会因素综合作用的结果。因此，对阿片类物质使用相关障碍患者的治疗应该由具备或接受过专业训练的临床医师、心理治疗师、职业治疗师、社会工作者等共同协作，采用包括生物、心理及社会干预在内的综合方法进行治疗。理想的治疗目标是通过科学有效的戒毒治疗，促进躯体和心理康复，为回归社会奠定基础。治疗是一个连续、循环和长期的过程，应遵循个体化和以目标为导向的原则和程序，直至患者全面康复。

常见的治疗方法分为药物治疗和非药物治疗。药物治疗包括阿片受体激动剂、部分激动剂、拮抗剂、精神药物和其他对症及支持药物治疗。非药物治疗常用的有简短干预、行为治疗、认知-行为治疗、动机强化治疗、社区强化治疗、人际关系治疗，以及针对青少年的多维度家庭治疗及多系统治疗等。有效治疗的基本要素包括：治疗容易获得；治疗个体化；综合性治疗；疗程足够长；积极治疗共病（精神与躯体）；重视脱毒治疗；持续监测与评估；确立正确的治疗理念，维持良好的医患关系与提高患者治疗动机。

（三）药物维持治疗

对于戒毒治疗后反复复发的阿片依赖个体，应进行社区药物维持治疗。主要方法包括：美沙酮维持治疗、丁丙诺啡（复方丁丙诺啡）维持治疗。药物维持治疗并非是单纯服用替代药物，而是包括患者管理、医疗干预、心理/行为干预和社会支持等的综合干预方法。

药物维持治疗是针对阿片类物质使用相关障碍患者的有效治疗方法之一，在不同的国家/文化背景境下，均能达到以下效果：可以减少/消除阿片类物质的使用；可以减少 HIV/AIDS 的蔓延和传播；可以减少与阿片类物质使用相关的违法犯罪行为；可以逐步恢复阿片类物质使用相关障碍患者的社会和职业功能；可以降低阿片类物质使用相关障碍患者的死亡率。

1. 美沙酮维持治疗

指使用合法药物美沙酮替代非法阿片类物质并长期维持的治疗方法，包括引入期和维持期。

（1）引入期：一般为 5—7 天，以有效控制戒断症状和调整美沙酮到适宜剂量（如达到耐受水平和降低渴求感）为主要目的。用药原则为“低剂量开始，小剂量增加”。确定首剂量应考虑的因素包括：患者身体状况、对阿片类物质的耐受程度和共用的药物种类等。美沙酮的首次剂量为 20—40 mg，首日剂量一般不超过 40 mg；次日后若戒断症状不能控制可每日增加 5—10 mg，直到戒断症状完全控制，渴求感明显降低。

（2）维持期：开始于引入期完成后，在美沙酮剂量稳定的基础上，有计划地进行系统和综合性的康复治疗，帮助患者逐渐恢复个人、家庭、职业和社会功能。美沙酮维持治疗的推荐剂量通常为 60—120 mg/d，遵循个体化原则。维持期长短因人而异，至少应在 1 年以上，绝大部分患者通常需要长期甚至终生维持用药。

（3）注意事项：美沙酮维持治疗具有用药剂量大和用药时间长的特点，故临床上应注意以下几个方面。

1）禁忌症：包括支气管哮喘、支气管肺炎、活动期肝炎及癫痫等。

2）药物相互作用：美沙酮可与数百种药物产生相互作用。常见的如抗真菌药（氟康唑、酮康唑）、抗生素（红霉素、克拉霉素、利福平）等可增加美沙酮的血药浓度；抗病毒药（洛匹那韦、奈非那韦、奈韦拉平）等可降低美沙酮的血药浓度。

3）特殊情况：美沙酮代谢的个体差异极大，少数快速代谢型个体（如美沙酮 160 mg/d 仍不能有效控制戒断症状），应将一日剂量应分两次服用，以防止中毒风险增高和控制戒断症状不足 24 小时。对主动要求维持剂量在 40 mg/d 左右的患者，多会同时合并使用海洛因，以达到既不出现戒断症状，又可获得欣快感的状态，对此类患者应提高剂量至足剂量。

4）个体化用药与最佳剂量：美沙酮维持剂量的个体差异极大，须遵循个体化原则。最佳剂量的判断标准通常为：① 能理想控制戒断症状，充分抑制渴求感；② 尿液非法阿片类物质检测阴性，治疗依从性良好；③ 不影响患者正常生活和不出现过量反应。

5）漏服及其处理：美沙酮维持治疗是一个长期的过程，漏服现象难于避免，故须弄清原因，及时调整剂量。处理方法：① 漏服 1—2 天，可维持原剂量；② 连续漏服 3 天，美沙酮剂量低于 30 mg/d 者，维持原剂量，高于 30 mg/d 者，剂量减半，可快速递增剂量（10 mg/d），每 2—3 天评估病人一次，直至理想控制症状；③ 漏服 4 天以上则应重新引入，观察反应后可快速递增剂量，每 2—3 天评估病人一次，直至理想控制症状。

## 中国遏制与防治艾滋病“十三五”行动计划(摘选)

### 一、防治现状

“十二五”期间,各地区、各部门认真贯彻党中央、国务院决策部署,落实艾滋病防治各项措施,取得了显著进展。艾滋病检测力度持续加大,经注射吸毒传播、输血传播和母婴传播得到有效控制,艾滋病病毒感染者和病人(以下简称感染者和病人)发现率提高68.1%,病死率降低57.0%,重点地区疫情快速上升势头得到基本遏制,全国整体疫情控制在低流行水平,受艾滋病影响人群生活质量不断提高,社会歧视进一步减轻,基本实现了《中国遏制与防治艾滋病“十二五”行动计划》总体目标。

### 二、总体要求

2. 男性同性性行为人群艾滋病相关危险行为减少10%以上,其他性传播危险行为人群感染率控制在0.5%以下。参加戒毒药物维持治疗人员年新发感染率控制在0.3%以下。

### 三、防治措施

2. 持续加强重点人群宣传教育。对于流动人口、青年学生、老年人、出国劳务人员、监管场所被监管人员等重点人群,应当强化艾滋病感染风险及道德法治教育,提高自我防护能力,避免和减少易感染艾滋病行为。教育、卫生计生和共青团等部门和单位要将性道德、性责任、预防和拒绝不安全性行为作为教育重点,督促学校落实预防艾滋病专题教育任务,积极发挥学生社团、青年志愿者和学生家长的作用,加强学校预防艾滋病和性健康的宣传教育。建立健全学校艾滋病疫情通报制度和定期会商机制,开展高校预防艾滋病教育试点工作并逐步推广。卫生计生、民政、工商和工商联等部门和单位要重点加强流动人口集中的用工单位和居住社区的艾滋病防治宣传工作。人力资源社会保障部门要将艾滋病防治宣传纳入农村劳动力转移培训等职业培训内容。交通运输、质检等部门要利用机场、车站、码头、口岸等场所进行多种形式的艾滋病防治宣传。公安、司法行政等部门要将艾滋病防治宣传纳入监管场所教育内容。公安、司法行政、卫生计生、食品药品监管等部门要将预防艾滋病与禁毒工作相结合,加强合成毒品和滥用物质危害的宣传教育。民政、文化、卫生计生等部门要进一步丰富老年人业余文化生活。

（二）提高综合干预实效性，有效控制性传播和注射吸毒传播。

1. 强化社会综合治理。要依法严厉打击卖淫嫖娼、聚众淫乱、吸毒贩毒等违法犯罪活动，加大城乡结合部、农村等薄弱地区打击力度，依法从重处罚容留与艾滋病传播危险行为相关活动的场所和人员。公安部门要落实与艾滋病有关案件的举报和立案处理程序，严厉打击利用感染者身份的违法犯罪活动。公安、卫生计生、食品药品监管等部门要密切监测药物滥用情况，及时将易促进艾滋病传播的滥用物质纳入合成毒品管控范围，依法打击滥用物质的生产、流通和使用行为。宣传、文化、公安、新闻出版广电、网信及通信主管部门要加强网络管理，结合打击网络传播淫秽色情信息等专项行动，及时清理传播色情信息、从事色情和毒品交易的网络平台和社交媒体。

3. 持续减少注射吸毒传播。保持禁毒工作的高压态势，进一步减缓新吸毒人员的增加速度，将艾滋病防治与禁毒工作紧密结合，减少注射吸毒传播艾滋病。公安、卫生计生、司法行政、民政、人力资源社会保障等部门要创新吸毒人员服务管理，最大限度地有效管控吸毒人员，开展针对性的戒毒治疗、康复指导和救助服务，帮助他们戒断毒瘾回归社会。对于适合戒毒药物维持治疗的吸毒人员，应当及时转介到戒毒药物维持治疗机构。卫生计生、公安、食品药品监管等部门要进一步做好戒毒药物维持治疗工作的组织协调、信息交流和监督管理，维护治疗机构秩序，提高服务质量和防治效果。注射吸毒人员相对集中地区应当根据实际情况，增设戒毒药物维持治疗门诊或延伸服药点。戒毒药物维持治疗难以覆盖的地区应当继续开展清洁针具交换工作。

## 中国遏制与防治艾滋病“十二五”行动计划(摘选)

**二、目标和工作原则**

2. 高危行为人群有效干预措施覆盖率达到90%以上,接受艾滋病检测并知晓检测结果的比例达到70%以上;所有计划生育技术服务机构发放和推广使用安全套;95%的宾馆等公共场所摆放安全套或设置自动售套机;高危行为人群安全套使用率达到90%以上;登记在册阿片类物质(主要指海洛因)成瘾者500人以上的县(市、区)建立戒毒药物维持治疗门诊及其延伸服药点,为70%以上符合条件的成瘾者提供戒毒药物维持治疗服务;参加戒毒药物维持治疗人员艾滋病年新发感染率控制在1%以下;静脉注射吸毒人群共用注射器具比例控制在15%以下。

(二)工作原则。坚持政府组织领导、部门各负其责、全社会共同参与;坚持预防为主、防治结合、依法防治、科学防治;坚持突出重点、分类指导、扩大覆盖、提高质量。

**三、防控措施**

开展对吸毒人群的综合干预,扎实推进戒毒药物维持治疗工作,减低艾滋病和毒品的危害。在继续依法打击贩毒吸毒违法犯罪行为的同时,卫生、公安、司法、食品药品监管等部门要密切配合,将预防艾滋病经吸毒传播与贯彻落实《中华人民共和国禁毒法》、《戒毒条例》相结合,加强综合干预,进一步扩大戒毒药物维持治疗工作的覆盖面。依托戒毒药物维持治疗门诊,建立延伸服务点,提高服务的可及性。建立强制隔离戒毒、社区戒毒、社区康复和戒毒药物维持治疗之间的衔接机制,积极探索在社区戒毒和社区康复场所内开展戒毒药物维持治疗工作,做好强制隔离戒毒人员出所后向戒毒药物维持治疗机构的转介工作。加强戒毒药物维持治疗的规范化管理,提高服务质量。要根据当地实际情况,探索建立减免费用等激励机制,加强对服药人员的管理和综合服务,提高维持治疗保持率,确保治疗效果。在戒毒药物维持治疗难以覆盖的地方,继续开展清洁针具交换工作。

# 中国遏制与防治艾滋病行动计划(摘选)
## 2006—2010年

**二、目标(二)具体目标和工作指标。**

到2007年底实现以下目标：

6.有效干预措施覆盖当地70%以上的主要高危人群和流动人口。登记在册吸毒者500人以上的县(市)，建立药物维持治疗门诊，为40%以上符合条件的吸食阿片类毒品(主要指海洛因)成瘾者提供药物维持治疗。开展清洁针具交换试点地区为30%以上的静脉注射吸毒者提供清洁针具。各类高危人群艾滋病基本知识知晓率达到85%以上，安全套使用率达到70%以上，静脉注射吸毒人群共用注射器的比例控制在30%以下。

到2010年底实现以下目标：

6.有效干预措施覆盖当地90%以上的主要高危人群和流动人口。登记在册吸毒者500人以上的县(市)，建立药物维持治疗门诊，为70%以上符合条件的吸食阿片类毒品(主要指海洛因)成瘾者提供药物维持治疗。开展清洁针具交换试点地区为50%以上的静脉注射吸毒者提供清洁针具。各类高危人群艾滋病基本知识知晓率达到90%以上，安全套使用率达到90%以上，静脉注射吸毒人群共用注射器的比例控制在20%以下。

## 中国遏制与防治艾滋病行动计划(摘选)
## 2001—2005 年

**三、行动措施**

(三) 针对高危行为开展干预工作,减少人群的危险行为。

在社区医疗机构中进行吸毒人员药物治疗试点。试点工作要慎重稳妥、严格控制,并制定专门的工作方案和管理办法,经卫生部、公安部批准后实施。

## 关于加强戒毒药物维持治疗和社区戒毒、强制隔离戒毒、社区康复衔接工作的通知

各省(区、市)卫生计生委、公安厅、司法厅,新疆生产建设兵团卫生局、公安局、司法局:

戒毒药物维持治疗(以下简称维持治疗)是控制注射吸毒感染艾滋病和减少毒品滥用及相关违法犯罪活动的有效措施。为深入贯彻落实《传染病防治法》、《禁毒法》、《艾滋病防治条例》、《戒毒条例》和《戒毒药物维持治疗工作管理办法》,进一步巩固维持治疗工作成效,推动禁毒和防治艾滋病工作的深入开展,现就有关要求通知如下。

**一、加强部门协调,提高吸毒人群管理和服务水平**

各地要充分认识维持治疗工作的重要性和必要性,将其作为依法处置和管理吸毒人员的重要措施,纳入禁毒工作考评内容。各地公安、司法行政、卫生计生行政部门要加强维持治疗衔接工作的组织管理,建立健全由公安、司法行政、卫生计生部门及相关社区戒毒、社区康复工作机构、维持治疗机构参与的维持治疗和社区戒毒、强制隔离戒毒、社区康复衔接工作机制,明确联系人,并根据本地和本系统实际情况,细化衔接工作内容、工作程序和考核要求,进一步提高吸毒人员管控效果。相关部门和机构要定期通报各类戒毒措施工作开展情况,研究解决维持治疗工作存在的问题,总结推广工作经验,组织开展强制隔离戒毒所民警、辅警、维持治疗工作人员、社区禁毒专职工作人员、禁毒社工和社会组织等相关工作人员的业务技能培训,加强督导检查,确保各项衔接措施的有效落实。

**二、加强宣传转介,扩大维持治疗覆盖面**

各地公安、司法行政、卫生计生部门要进一步加大针对大众人群、戒毒人员、吸毒人员及其亲属的宣传教育力度,营造良好社会氛围。要科学宣传维持治疗效果和治疗过程中可能出现的问题及应对措施,消除治疗人员顾虑,突出宣传吸食毒品、共用针具和感染艾滋病的危害,加强法治教育,促进其“自重、自省、自立、自爱”,自觉抵制违法犯罪行为。维持治疗机构要为强制隔离戒毒所、社区戒毒、社区康复工作机构开展维持治疗政策和知识宣传

教育提供技术支持。

强制隔离戒毒所要将维持治疗相关政策、知识和维持治疗机构联系信息等内容纳入戒毒人员出所教育，通过发放宣传手册、安排现场参观体验等形式，使其掌握维持治疗相关知识和政策。社区戒毒、社区康复工作机构要加强对正在执行社区戒毒和社区康复措施人员的动态管理，做好符合维持治疗条件人员的动员与咨询，主动为自愿申请参加维持治疗的人员（含强制隔离戒毒出所人员）提供维持治疗机构联系信息，并通过适当形式（电话、邮件、社区禁毒专职人员、禁毒社工或社会组织陪同转送等）将其转介至维持治疗机构。维持治疗机构接收正在执行社区戒毒和社区康复措施的人员后，应当向其详细说明维持治疗期间需要遵守的各项规章制度及有关管理措施，并按规定对其进行审核。审核结果应当在 1 周内反馈至社区戒毒、社区康复工作机构，其中不能纳入治疗的，要详细说明原因。

**三、加强维持治疗管理，提高治疗效果**

维持治疗机构、社区戒毒、社区康复工作机构要加强治疗人员的管理，督促治疗人员按时服药，不定期对其进行尿吗啡检测，为维持治疗依从性好、无违法犯罪行为的治疗人员优先提供就业指导和技能培训等帮扶措施，适当减免维持治疗药品费用，提高治疗依从性，促进其回归社会。维持治疗机构对首次尿吗啡检测阳性的治疗人员，要认真分析原因，对维持治疗药品剂量不足人员应当及时进行调整，加强心理咨询和教育，并分别于尿检阳性之日起的第 7 天和第 14 天进行尿吗啡检测。正在执行社区戒毒和社区康复措施的治疗人员在参加维持治疗期间出现违反治疗规定、复吸毒品等情形的，维持治疗机构应当终止其治疗，及时报告当地公安机关和社区戒毒、社区康复工作机构。公安机关要依法对上述人员进行处置，并于 1 周内将处置结果通报维持治疗机构和社区戒毒、社区康复工作机构。正在执行社区戒毒和社区康复措施的治疗人员在参加维持治疗期间脱失的，社区戒毒、社区康复工作机构要对其进行追踪，追踪到的脱失人员再次申请参加维持治疗的，维持治疗机构应当进行严格审核，并会同社区戒毒、社区康复工作机构加强管理和警示性教育，切实提高维持治疗效果。

国家卫生计生委办公厅　公安部办公厅　司法部办公厅

2016 年 8 月 19 日

## 戒毒药物维持治疗工作管理办法
## 2014年

**第一章　总则**

第一条　为减少因滥用阿片类物质造成的艾滋病等疾病传播和违法犯罪行为，巩固戒毒成效，规范戒毒药物维持治疗工作，根据《中华人民共和国禁毒法》、《中华人民共和国传染病防治法》、《中华人民共和国执业医师法》、《戒毒条例》、《艾滋病防治条例》、《医疗机构管理条例》和《麻醉药品和精神药品管理条例》等有关法律法规，制定本办法。

第二条　本办法所称戒毒药物维持治疗（以下简称维持治疗），是指在符合条件的医疗机构，选用适宜的药品对阿片类物质成瘾者进行长期维持治疗，以减轻他们对阿片类物质的依赖，促进身体康复的戒毒医疗活动。本办法所称戒毒药物维持治疗机构（以下简称维持治疗机构），是指经省级卫生计生行政部门批准，从事戒毒药物维持治疗工作的医疗机构。

第三条　维持治疗工作是防治艾滋病与禁毒工作的重要组成部分，必须坚持公益性原则，不得以营利为目的。

维持治疗工作应当纳入各级人民政府防治艾滋病与禁毒工作规划，实行政府统一领导，有关部门各负其责，社会广泛参与的工作机制。

第四条　对在维持治疗工作中有显著成绩和做出突出贡献的单位与个人，按照国家有关规定给予表彰、奖励。

**第二章　组织管理**

第五条　国家卫生计生委会同公安部、国家食品药品监管总局组织协调、监测评估与监督管理全国的维持治疗工作。

国家卫生计生委根据全国艾滋病防治工作需要和各省级卫生计生行政部门上报的维持治疗工作计划，确定各省（区、市）工作任务。

第六条　省级卫生计生行政部门会同同级公安、食品药品监管等有关部门制订本辖区的维持治疗工作规划，开展组织协调、监测评估等工作。

省级卫生计生行政部门负责本辖区维持治疗工作的审批，组织维持治疗机构的专业人员培训，并对维持治疗工作进行监督管理与技术指导。

省级公安机关负责本辖区治疗人员信息的备案登记工作。

省级食品药品监管部门负责辖区内维持治疗药品配制单位的审核和确定，维持治疗药品配制、供应的监督管理工作，对治疗人员开展药物滥用监测工作。

第七条　县级、设区的市级卫生计生行政部门会同同级公安机关、食品药品监管部门建立联席会议机制，协商解决维持治疗工作中存在的问题。

县级、设区的市级卫生计生行政部门负责维持治疗机构内维持治疗药品使用和有关医疗活动的监督管理。

县级、设区的市级公安机关负责依法处理维持治疗工作中的违法犯罪行为。

县级、设区的市级食品药品监管部门负责对维持治疗药品配制、供应等进行日常监督检查。

第八条　维持治疗机构对符合条件的申请维持治疗人员按照规范提供治疗及综合干预服务，并按规定开展实验室检测、信息管理等工作。

维持治疗机构应当与社区戒毒和社区康复工作机构相互配合，对正在执行社区戒毒、社区康复的治疗人员，开展必要的社会心理干预等工作。

**第三章　机构人员**

第九条　省级卫生计生行政部门会同同级公安机关、食品药品监管部门，根据本辖区内现有阿片类物质成瘾者分布状况和需求，结合辖区内现有医疗卫生资源分布状况，规划维持治疗机构的数量和布局，并可以根据情况变化进行调整。

第十条　医疗机构拟开展维持治疗工作的，应当将书面申请材料提交执业登记机关，由其将书面材料报省级卫生计生行政部门批准。省级卫生计生行政部门应当根据本辖区的维持治疗工作规划、本办法及有关规定进行审查，自受理申请之日起 20 个工作日内，作出批准或者不予批准的决定，并书面告知申请人。批准前，应当征求同级公安机关及食品药品监管部门意见。

被批准开展维持治疗工作的医疗机构，应当在省级卫生计生行政部门批准后，及时向同级公安机关备案。省级卫生计生行政部门应当将有关信息通报同级公安机关、食品药品监管部门。省级卫生计生、公安、食品药品监管等部门应当分别报上一级行政部门备案。

第十一条　维持治疗机构的名称、场所、主要负责人等发生变化时，应当按照《医疗机构管理条例》及其实施细则等相关规定办理变更登记，并向省级卫生计生行政部门以及同级公安机关备案。

第十二条　申请开展维持治疗工作的机构应当具备以下条件：

（一）具有《医疗机构执业许可证》；

（二）取得麻醉药品和第一类精神药品购用印鉴卡（以下简称印鉴卡）；

（三）具有与开展维持治疗工作相适应的执业医师、护士等专业技术人员和安保人员；

（四）符合维持治疗有关技术规范的相关规定。

具有戒毒医疗服务资质的医疗机构申请开展维持治疗工作的，应当按照本办法第十条的规定办理。

第十三条　从事维持治疗工作的医师应当符合以下条件：

（一）具有执业医师资格并经注册取得《医师执业证书》；

（二）按规定参加维持治疗相关培训；

（三）使用麻醉药品和第一类精神药品的医师应当取得麻醉药品和第一类精神药品处方权；

（四）省级卫生计生行政部门规定的其他条件。

第十四条　从事维持治疗工作的护士应当符合以下条件：

（一）具有护士执业资格并经注册取得《护士执业证书》；

（二）按规定参加维持治疗工作相关培训；

（三）省级卫生计生行政部门规定的其他条件。

第十五条　从事维持治疗工作的药师应当符合以下条件：

（一）具有药学初级以上专业技术资格；

（二）按规定参加维持治疗工作相关培训；

（三）省级卫生计生行政部门规定的其他条件。

第十六条　维持治疗机构根据实际情况，可以设立延伸服药点，并由省级卫生计生行政部门按照本办法第十二条第一款规定的条件进行审批。维持治疗机构负责延伸服药点的日常管理。

第十七条　维持治疗机构依法对治疗人员的相关信息予以保密。除法律法规规定的情况外，未经本人或者其监护人同意，维持治疗机构不得向任何单位和个人提供治疗人员的相关信息。

**第四章 药品管理**

第十八条 维持治疗使用的药品为盐酸美沙酮口服溶液(规格：1 mg/ml，5 000 ml/瓶)。

配制盐酸美沙酮口服溶液的原料药实行计划供应，由维持治疗药品配制单位根据实际情况提出需用计划，经国家食品药品监管总局核准后执行。

第十九条 经确定的维持治疗药品配制单位应当按照国家药品标准配制盐酸美沙酮口服溶液，并配送至维持治疗机构。

第二十条 维持治疗机构应当凭印鉴卡从本省(区、市)确定的维持治疗药品配制单位购进盐酸美沙酮口服溶液。跨省购进的，需报相关省级食品药品监管部门备案。

维持治疗机构调配和拆零药品所使用的容器和工具应当定期消毒或者更换，防止污染药品。

第二十一条 维持治疗药品的运输、使用及储存管理等必须严格执行《中华人民共和国药品管理法》和《麻醉药品和精神药品管理条例》的相关规定。

**第五章 维持治疗**

第二十二条 年龄在18周岁以上、有完全民事行为能力的阿片类物质成瘾者，可以按照自愿的原则申请参加维持治疗。18周岁以下的阿片类物质成瘾者，采取其他戒毒措施无效且经其监护人书面同意，可以申请参加维持治疗。

有治疗禁忌症的，暂不宜接受维持治疗。禁忌症治愈后，可以申请参加维持治疗。

第二十三条 申请参加维持治疗的人员应当向维持治疗机构提供以下资料：

(一) 个人身份证复印件；

(二) 吸毒经历书面材料；

(三) 相关医学检查报告。

维持治疗机构接到申请人提交的合格资料后5个工作日内，书面告知申请人是否可以参加治疗，并将审核结果报维持治疗机构所在地公安机关备案。

第二十四条 申请参加治疗的人员应当承诺治疗期间严格遵守维持治疗机构的各项规章制度，接受维持治疗机构开展的传染病定期检查以及毒品检测，并签订自愿治疗协议书。

第二十五条　维持治疗机构应当为治疗人员建立病历档案，并按规定将治疗人员信息及时报维持治疗机构所在地公安机关登记备案。

第二十六条　符合维持治疗条件的社区戒毒、社区康复人员，经乡（镇）、街道社区戒毒、社区康复工作机构同意，可以向维持治疗机构申请参加维持治疗。

第二十七条　维持治疗机构除为治疗人员提供维持治疗外，还需开展以下工作：

（一）开展禁毒和防治艾滋病法律法规宣传；

（二）开展艾滋病、丙型肝炎、梅毒等传染病防治和禁毒知识宣传；

（三）提供心理咨询、心理康复及行为矫治等工作；

（四）开展艾滋病、丙型肝炎、梅毒和毒品检测；

（五）协助相关部门对艾滋病病毒抗体阳性治疗人员进行随访、治疗和转介；

（六）协助食品药品监管部门开展治疗人员药物滥用的监测工作。

第二十八条　维持治疗机构应当与当地社区戒毒、社区康复工作机构及戒毒康复场所建立衔接机制，加强信息的沟通与交流。

社区戒毒、社区康复工作机构、强制隔离戒毒所和戒毒康复场所应当对正在执行戒毒治疗和康复措施的人员开展维持治疗相关政策和知识的宣传教育，对有意愿参加维持治疗的人员，应当帮助他们与维持治疗机构做好信息沟通。

第二十九条　维持治疗机构发现治疗人员脱失的，应当及时报告当地公安机关；发现正在执行社区戒毒、社区康复治疗人员脱失的，应当同时通报相关社区戒毒、社区康复工作机构。

第三十条　因户籍所在地或者现居住地发生变化，不能在原维持治疗机构接受治疗的，治疗人员应当及时向原维持治疗机构报告，由原维持治疗机构负责治疗人员的转介工作，以继续在异地接受维持治疗服务。

正在执行社区戒毒、社区康复措施的，应当会同社区戒毒、社会康复工作机构一并办理相关手续。

第三十一条　治疗人员在参加维持治疗期间出现违反治疗规定、复吸毒品、严重影响维持治疗机构正常工作秩序或者因违法犯罪行为被羁押而不能继续接受治疗等情形的，维持治疗机构应当终止其治疗，及时报告当地公安机关。

被终止治疗者申请再次参加维持治疗的，维持治疗机构应当进行严格审核，重新开展医学评估，并根据审核和评估结果确定是否接受申请人重新进入维持治疗。维持治疗机构应当将审核结果及时报所在地公安机关备案。

**第六章　监督管理**

第三十二条　国家卫生计生委、公安部和国家食品药品监管总局定期组织开展全国维持治疗工作的监督管理、督导和考核评估工作。

第三十三条　县级以上地方卫生计生行政部门监督检查的主要内容包括：

（一）维持治疗机构及其工作人员的资质情况；

（二）麻醉药品和第一类精神药品使用资质；

（三）维持治疗机构工作职责落实情况；

（四）维持治疗机构工作人员培训情况；

（五）维持治疗药品使用、存储、销毁和安全管理情况。

第三十四条　县级以上地方公安机关监督检查的主要内容包括：

（一）维持治疗机构治安秩序的维护情况；

（二）治疗人员信息登记备案情况；

（三）治疗人员违法犯罪行为的依法处理情况。

第三十五条　县级以上地方食品药品监管部门监督检查的主要内容包括：

（一）维持治疗药品的配制和质量控制情况；

（二）维持治疗药品的供应情况；

（三）维持治疗药品配制单位药品的安全管理情况。

第三十六条　维持治疗机构应当制订内部监督管理制度，并对工作人员履行职责的情况进行监督管理。

第三十七条　维持治疗机构及工作人员应当自觉接受社会和公民的监督。卫生计生行政部门应当会同公安机关及食品药品监管部门及时处理个人或者组织对违反本办法行为的举报。

第三十八条　开展维持治疗应当遵守国家有关法律法规和规章，执行维持治疗有关技术规范。维持治疗工作中违反本办法规定的，卫生计生行政部门、公安机关及食品药品监管部门将依照国家有关法律法规进行处理。

**第七章　保障措施**

第三十九条　维持治疗机构提供维持治疗服务的价格执行当地省级价格、卫生计生、人力资源社会保障等部门的有关规定。维持治疗机构按规定收取治疗人员的诊疗费用，可以用于维持治疗药品的配制、运输、配送和维持治疗机构的日常运转、人员培训、延伸服药点的管理等各项开支。

第四十条　符合规划设立的维持治疗机构所需设备购置等必要的工作经费纳入同级财政预算安排，中央财政给予适当补助。

第四十一条　维持治疗机构可以根据当地经济发展状况，为确需治疗且经济困难的治疗人员给予体检、维持治疗费用减免等关怀救助。

第四十二条　维持治疗机构应当对工作人员开展艾滋病等传染病的职业暴露防护培训，并采取有效防护措施。

维持治疗工作中发生艾滋病病毒职业暴露的，按照相关规定执行暴露后预防措施。

**第八章　附则**

第四十三条　维持治疗需要使用其他药品时，由国家卫生计生委会同公安部和国家食品药品监管总局确定并公布。

第四十四条　县级以上地方卫生计生行政部门应当在本办法施行之日起 6 个月内，按照本办法规定对辖区内已经开展维持治疗工作的机构进行审核评估。符合规定的，由省级卫生计生行政部门批准其维持治疗机构资格，同时将情况通报同级公安机关。对不符合规定的，责令其限期整改，整改期满后予以复查。仍不合格的，撤销其开展维持治疗机构资格，并通报同级公安机关。

第四十五条　本办法仅适用于维持治疗工作，其他戒毒医疗服务适用《戒毒医疗服务管理暂行办法》(卫医政发〔2010〕2 号)。

第四十六条　本办法自 2015 年 2 月 1 日起施行。《滥用阿片类物质成瘾者社区药物维持治疗工作方案》(卫疾控发〔2006〕256 号)同时废止。

# 戒毒药物维持治疗延伸服药点基本要求

## 一、机构要求

（一）选址。戒毒药物延伸服药点应该设在现有阿片类物质成瘾者不少于50人且居住相对较集中的地点，可以设在乡镇卫生院或社区卫生服务中心。

（二）人员。为保证戒毒药物维持治疗工作的顺利开展，每个延伸服药点应当配备3名及以上工作人员，其中至少包括1名医师和1名护士。

1. 医师。主要负责提供戒毒药物维持治疗及心理咨询、心理康复等服务，开展艾滋病等传染病防治和禁毒知识宣传等工作。

2. 护士。主要负责协助医师提供戒毒药物维持治疗服务、按要求开展检测及数据录入和药品管理等工作。

（三）管理制度。戒毒药物维持治疗延伸服药点要加强管理，建立健全以下管理制度：

1. 医疗管理制度。对戒毒药物维持治疗的入组标准、申请程序、治疗方案和实验室检测等作出明确规定。

2. 治安管理制度。对戒毒药物维持治疗延伸点秩序维持及安全管理作出明确规定。

3. 麻醉品管理和使用制度。对戒毒药物维持治疗药品的管理与使用作出明确规定。

4. 省级卫生计生行政部门认为应当建立的其他制度。

## 二、申请要求

戒毒药物维持治疗延伸服药点必须依托已获批准的戒毒药物维持治疗机构，应当具有《医疗机构执业许可证》、麻醉药品和第一类精神药品购用印鉴卡，具备开展戒毒药物维持治疗工作相适应的医护人员和房屋（使用面积不低于10平方米）等条件。

## 三、开诊要求

申请开展戒毒药物维持治疗延伸服药点的医疗机构应当具备以下条件，并经验收合格后开诊：

（一）建立健全有关规章制度和工作流程，并张贴上墙。

（二）相关设备、人员、材料及维持治疗药品等到位。

（三）参加戒毒药物维持治疗人员准备就绪。

**四、设备设施要求**

戒毒药物维持治疗延伸服药点应当具备以下设备设施：

（一）配备病历柜（架）、文件柜、办公桌椅、电话、互联网、储存药品的保险柜、计算机、饮水机、平顶移液器等必要的设备设施。

（二）具备提供尿吗啡、艾滋病、丙型肝炎及梅毒检测服务的能力。

（三）具备临时储存维持治疗药品的条件。

（四）具备诊治常见并发症及临时抢救急危重症的条件，至少备有纳洛酮注射剂（0.4mg/支）4支。

（五）备有艾滋病、丙型肝炎、梅毒等传染病防治和禁毒相关宣传材料及必要的设备设施。

（六）省级卫生计生行政部门认为应当具备的其他条件。

**五、药品管理要求**

戒毒药物维持治疗延伸服药点应当严格按照《麻醉药品和精神药品管理条例》和《医疗机构麻醉药品、第一类精神药品管理规定》的各项规定，对维持治疗药品进行管理，防止药品流失。具体措施如下：

（一）加强药品出入库管理，出入库时进行登记，实行双人双锁管理。

（二）严格执行交接班制度，工作人员应当就药品、钥匙等事项进行交接。

（三）应当与戒毒药物维持治疗延伸服药点所在辖区的派出所建立密切的联系机制，发生药品流失等意外事件时要及时做出有效处理。

# 戒毒药物维持治疗机构基本要求

## 一、机构要求

（一）选址。应当充分利用现有医疗卫生资源，按照交通便利、就医方便的原则，在阿片类物质成瘾者相对集中的地区设立戒毒药物维持治疗机构。所选地址应当远离政府机关、学校、托幼机构及其他人群密集的公共场所。

（二）人员。申请开展戒毒药物维持治疗工作的医疗机构，应当根据机构规模和实际需要，按照以下要求配备至少8名及以上专业技术人员，并保证工作时间内至少4名工作人员同时在岗。

1. 负责人。负责人必须是开展戒毒药物维持治疗工作医疗机构的正式工作人员，具备较强的管理经验和工作能力，主要负责戒毒药物维持治疗机构的日常管理。

2. 医师。至少2名符合《戒毒药物维持治疗工作管理办法》第十三条规定的执业医师，其中至少1名医师应当取得麻醉药品和第一类精神药品处方权，主要负责提供戒毒药物维持治疗及心理咨询、心理康复等服务，开展艾滋病等传染病防治和禁毒知识宣传等工作。

3. 护士。至少4名符合《戒毒药物维持治疗工作管理办法》第十四条规定的护士，主要负责协助医师提供戒毒药物维持治疗服务、按要求开展检测及数据录入等工作。

4. 药品管理人员。至少2名符合《戒毒药物维持治疗工作管理办法》第十五条规定的药品管理人员，主要负责药品管理，并协助医师提供戒毒药物维持治疗服务等工作。

5. 安保人员。至少1名具有资质的安保人员，主要负责维护正常工作秩序、保障药品安全等工作。

（三）管理制度。戒毒药物维持治疗机构要加强管理，建立健全以下管理制度：

1. 行政管理制度。对戒毒药物维持治疗机构的人员组成及管理作出明确规定与说明。

2. 医疗管理制度。对戒毒药物维持治疗的入组标准、申请程序、治疗方案和实验室检测等作出明确规定。

3. 治安管理制度。对戒毒药物维持治疗机构工作秩序维持及安全管理作出明确规定。

4. 麻醉品管理和使用制度。对戒毒药物维持治疗药品的管理与使用作出明确规定。

5. 省级卫生计生行政部门认为应当建立的其他制度。

**二、申请要求**

拟申请开展戒毒药物维持治疗工作的医疗机构应当提供申请表、周围环境及公共设施分布图、拟用房屋内部平面图、《医疗机构执业许可证》正副本(复印件)、麻醉药品和第一类精神药品购用印鉴卡(复印件)等材料。

**三、开诊要求**

经省级卫生计生行政部门批准的拟申请开展戒毒药物维持治疗工作的医疗机构应当具备以下条件,并经验收合格后开诊:

(一)《戒毒药物维持治疗工作管理办法》第三章第十二条规定的内容。

(二) 建立健全有关规章制度和工作流程,并张贴上墙。

(三) 相关设备、材料及维持治疗药品等全部到位。

(四) 参加戒毒药物维持治疗人员准备就绪。

**四、设备设施要求**

戒毒药物维持治疗机构应当具备以下设备设施:

(一) 设有候诊室、咨询室、服药室、资料录入室、卫生间等功能分区。

(二) 配备病历柜(架)、文件柜、办公桌椅、电话、互联网、药品/器械柜、计算机、打印机、传真机、塑封机、饮水机、冰箱、平顶移液器、监视报警等必要的设备设施。

(三) 具备提供尿吗啡、艾滋病、丙型肝炎及梅毒检测的能力。

(四) 具备储存维持治疗药品的条件。

(五) 具备诊治常见并发症及临时抢救急危重症的条件,至少备有纳洛酮注射剂(0.4 mg/支)10 支。

(六) 备有体重秤、血压计、检查床等体检设备。

(七) 备有艾滋病、丙型肝炎、梅毒等传染病防治和禁毒相关宣传材料及必要的设备设施。

### 五、药品管理要求

戒毒药物维持治疗机构应当严格按照《麻醉药品和精神药品管理条例》和《医疗机构麻醉药品、第一类精神药品管理规定》的各项规定，对维持治疗药品进行管理，防止药品流失。具体措施如下：

（一）加强药品出入库管理，出入库时进行登记，实行双人双锁管理。

（二）严格执行交接班制度，工作人员应当就药品、钥匙等事项进行交接。

（三）应当与戒毒药物维持治疗机构所在辖区的派出所建立密切的联系机制，发生药品流失等意外事件时要及时做出有效处理。

# 戒毒药物维持治疗方案

## 一、药品

目前，维持治疗使用的药品为盐酸美沙酮口服溶液（规格：1 mg/ml，5 000 ml/瓶）。

## 二、方案

维持治疗应当严格遵循个体化治疗原则，治疗人员每天治疗剂量参照国际推荐的维持治疗剂量（即 60—120 mg/天）。医务人员根据治疗人员具体情况，可以增减治疗剂量。

（一）首次用药。根据治疗人员自述的毒品用量和最后 1 次使用毒品时间，确定首次用药时间和剂量。推荐首次用药时间应当在治疗人员使用阿片类物质 4 小时后，或使用美沙酮、丁丙诺啡 24 小时之后。首次剂量建议为 15—30 mg，原则上不超过 40 mg。首次用药后如治疗人员出现无法忍受的戒断症状，可以在 3 小时之后，24 小时之内追加用药 1 次，间隔时间越短者，追加剂量越小，第 1 天用药总量原则上不得超过 50 mg。

（二）初始阶段。以减轻和控制戒断症状的出现和减少不良反应为原则，缓解治疗人员的戒断症状，达到耐受水平。初始阶段为 1—2 天。

（三）调整阶段。根据治疗人员情况调整剂量，确定合适剂量，减轻治疗人员对毒品的渴求感。每 5—10 天调整 5—10 mg，可以达到 60—80 mg/天或更高。调整阶段为 10—30 天。

（四）维持阶段。通过合适、足量的治疗，控制戒断症状的出现并减轻、阻断治疗人员对毒品的渴求，预防其偷吸毒品。中等程度的阿片类物质成瘾者治疗剂量约为 60 mg/天，每天用药 1 次，少数患者需要分 2 次服药。

维持治疗阶段，治疗人员必须每天到维持治疗机构接受治疗，按照“看服下肚”的原则，在维持治疗机构工作人员监督下当场服药。工作人员要及时记录治疗人员的服药时间及剂量。

## 三、治疗期间注意事项

（一）治疗期间严禁饮酒，严禁使用苯二氮卓类药物，如安定、三唑仑等。

（二）过量处理。出现昏迷和呼吸抑制时可以使用纳洛酮进行急救，每

2—4 分钟肌肉或静脉注射 1 次，0.4—0.8 mg/次，直至意识和呼吸恢复正常，之后持续给药并观察 24 小时。呼吸抑制或心跳停止时，应当及时施与人工呼吸或胸外按压术。

（三）维持治疗医生应当每周至少与治疗人员进行一次谈话，了解其过去 1 周内对阿片类毒品的渴求程度、出现的不适感觉、是否有使用毒品的行为，以及其使用毒品的次数和用量、是否合并使用其他精神药品等情况。

**四、相关检测**

维持治疗机构还需针对治疗人员开展以下检测工作：

（一）尿吗啡定性检测。作为调整治疗剂量依据，维持治疗机构需每月对参加维持治疗的治疗人员进行尿吗啡定性检测，并在病历中记录检测结果。参加维持治疗期间，尿液氯胺酮等快速检测可能出现假阳性结果，应当结合其他证据综合判断治疗人员是否滥用氯胺酮等物质。尿吗啡定性检测必须采用经国家食品药品监督管理总局注册批准且处于有效期内的试剂。

（二）艾滋病病毒抗体（HIV）检测。维持治疗机构需每隔 6 个月对参加维持治疗的治疗人员进行 HIV 检测，并在病历中记录检测结果。检测结果为确证阳性者，应当按照《中华人民共和国传染病防治法》有关要求报告疫情，并对艾滋病感染者给予咨询及相关医疗服务；检测结果为阴性者，需要继续每 6 个月进行检测。HIV 检测的血样采集、保存、运输及检测均按照国家相关技术规范要求执行。HIV 检测必须采用经国家食品药品监督管理总局注册批准、批批检合格，且处于有效期内的试剂。

（三）丙型肝炎抗体（HCV）检测。维持治疗机构需每隔 12 个月对参加维持治疗的治疗人员进行 HCV 检测，并在病历中记录检测结果。检测结果为阳性者，应当按照《中华人民共和国传染病防治法》有关要求报告疫情，并对病人给予咨询及相关医疗服务；检测结果为阴性者，需要继续每隔 12 个月进行检测。HCV 检测按照国家相关技术规范要求执行。HCV 检测必须采用国家食品药品监督管理总局注册批准且处于有效期内的试剂。

（四）梅毒抗体检测。维持治疗机构需每隔 12 个月对参加维持治疗的治疗人员进行梅毒抗体检测，并在病历中记录检测结果。梅毒检测按照国家相关技术规范要求执行。梅毒抗体检测必须采用经国家食品药品监督管理总局注册批准且处于有效期内的试剂。

## 关于加强社区戒毒社区康复工作的意见(摘选)

禁毒办通〔2013〕5号

为认真贯彻实施《中华人民共和国禁毒法》(以下简称《禁毒法》)和《戒毒条例》,进一步提高对吸毒人员的管理和服务工作水平,切实落实戒毒治疗、康复指导、就业安置、救助服务措施,最大限度地减少毒品社会危害,现就加强社区戒毒社区康复工作提出如下意见:

**四、切实落实社区戒毒社区康复工作措施**

(十)规范戒毒治疗。自愿戒毒医疗机构、社区卫生服务机构、戒毒药物维持治疗门诊等医疗卫生机构应当按照有关规定,为社区戒毒社区康复人员提供戒毒治疗和康复指导。符合戒毒药物维持治疗条件的社区戒毒社区康复人员,经乡(镇)、街道社区戒毒社区康复工作办公室批准,可以向医疗卫生机构申请参加戒毒药物维持治疗,社区戒毒社区康复工作办公室应当与戒毒药物维持治疗机构建立工作衔接和定期通报制度,加强信息交流和沟通。医疗卫生机构应当将登记参加戒毒药物维持治疗人员的信息及时报公安机关备案。社区戒毒社区康复人员在参加戒毒药物维持治疗期间,应当严格遵守戒毒药物维持治疗的有关规定,对发现吸食、注射毒品以及脱失、自动终止治疗的,医疗卫生机构应当及时向公安机关和社区戒毒社区康复工作办公室报告。

(十一)促进就业安置。乡(镇)人民政府、城市街道办事处应当把帮助社区戒毒社区康复人员就业安置作为社区戒毒社区康复工作的重要任务,立足社区,依托企业,充分运用集中就业安置、分散就业安置、提供公益岗位、鼓励自主创业等多种方式,积极为社区戒毒社区康复人员提供就业机会。公安机关、司法行政部门应当充分利用戒毒康复场所资源,积极引导社区戒毒社区康复人员到戒毒康复场所生活就业。人力资源社会保障部门应当积极为社区戒毒社区康复人员提供就业指导、职业技能培训,对符合就业困难人员条件的进行就业援助。公共就业服务机构应当认真做好社区戒毒社区康复人员的就业服务工作,为有就业愿望的社区戒毒社区康复人员进行失业登记,提供免费的职业指导和职业介绍服务。卫生行政部门应当根据社区集中安置的规模和需要，建立戒毒药物维持治疗门诊或延伸服药点，并依托基层医疗卫生机构，为就业安置人员提供常规医疗服务。民政部门应当将符合条件的社区戒毒社区康复人员及时纳入城乡最低生活保障或临时救助。

**五、切实加强对社区戒毒社区康复工作的组织领导**

（十四）加强协作配合。各有关部门既要各司其职，发挥各自优势，又要通力协作，形成整体合力，使各个环节有序衔接、各项措施有效落实。公安机关要加强对吸毒人员的检测、登记和管控，依法作出社区戒毒社区康复决定，对戒毒期满人员出具解除社区戒毒（社区康复）通知书，参与社区戒毒社区康复人员的日常管理，配合卫生行政部门开展戒毒药物维持治疗工作。卫生行政部门要积极做好社区戒毒社区康复工作人员的戒毒治疗、康复指导和常规医疗服务，拓展戒毒药物维持治疗覆盖面，提升戒毒药物维持治疗工作质量。

国家禁毒委员会办公室 中央社会管理综合治理委员会办公室
公　安　部 卫　生　部
民　政　部 司　法　部
人力资源和社会保障部 全国总工会
共　青　团　中　央 全国妇女联合会

2013年1月18日

## 吸毒成瘾认定办法

第一条　为规范吸毒成瘾认定工作，科学认定吸毒成瘾人员，依法对吸毒成瘾人员采取戒毒措施和提供戒毒治疗，根据《中华人民共和国禁毒法》，制定本办法。

第二条　本办法所称吸毒成瘾，是指吸毒人员因反复使用毒品而导致的慢性复发性脑病，表现为不顾不良后果、强迫性寻求及使用毒品的行为，同时伴有不同程度的个人健康及社会功能损害。

第三条　本办法所称吸毒成瘾认定，是指公安机关或者其委托的戒毒医疗机构通过对吸毒人员进行人体生物样本检测、收集其吸毒证据或者根据生理、心理、精神的症状、体征等情况，判断其是否成瘾以及是否成瘾严重的工作。

本办法所称戒毒医疗机构，是指符合《戒毒医疗服务管理暂行办法》规定的专科戒毒医院和设有戒毒治疗科室的其他医疗机构。

第四条　公安机关在执法活动中发现吸毒人员，应当进行吸毒成瘾认定；因技术原因认定有困难的，可以委托有资质的戒毒医疗机构进行认定。

第五条　承担吸毒成瘾认定工作的戒毒医疗机构，由省级卫生行政部门会同同级公安机关指定。

第六条　公安机关认定吸毒成瘾，应当由两名以上人民警察进行，并在作出人体生物样本检测结论的二十四小时内提出认定意见，由认定人员签名，经所在单位负责人审核，加盖所在单位印章。

有关证据材料，应当作为认定意见的组成部分。

第七条　吸毒人员同时具备以下情形的，公安机关认定其吸毒成瘾：

（一）经人体生物样本检测证明其体内含有毒品成分；

（二）有证据证明其有使用毒品行为；

（三）有戒断症状或者有证据证明吸毒史，包括曾经因使用毒品被公安机关查处或者曾经进行自愿戒毒等情形。

戒断症状的具体情形，参照卫生部制定的《阿片类药物依赖诊断治疗指导原则》和《苯丙胺类药物依赖诊断治疗指导原则》确定。

第八条　吸毒成瘾人员具有下列情形之一的，公安机关认定其吸毒成瘾严重：

（一）曾经被责令社区戒毒、强制隔离戒毒（含《禁毒法》实施以前被强制戒毒或者劳教戒毒）、社区康复或者参加过戒毒药物维持治疗，再次吸食、注射毒品的；

（二）有证据证明其采取注射方式使用毒品或者多次使用两类以上毒品的；

（三）有证据证明其使用毒品后伴有聚众淫乱、自伤自残或者暴力侵犯他人人身、财产安全等行为的。

第九条　公安机关在吸毒成瘾认定过程中实施人体生物样本检测，依照公安部制定的《吸毒检测程序规定》的有关规定执行。

第十条　公安机关承担吸毒成瘾认定工作的人民警察，应当同时具备以下条件：

（一）具有二级警员以上警衔及两年以上相关执法工作经历；

（二）经省级公安机关、卫生行政部门组织培训并考核合格。

第十一条　公安机关委托戒毒医疗机构进行吸毒成瘾认定的，应当在吸毒人员末次吸毒的七十二小时内予以委托并提交委托函。超过七十二小时委托的，戒毒医疗机构可以不予受理。

第十二条　承担吸毒成瘾认定工作的戒毒医疗机构及其医务人员，应当依照《戒毒医疗服务管理暂行办法》的有关规定进行吸毒成瘾认定工作。

第十三条　戒毒医疗机构认定吸毒成瘾，应当由两名承担吸毒成瘾认定工作的医师进行。

第十四条　承担吸毒成瘾认定工作的医师，应当同时具备以下条件：

（一）符合《戒毒医疗服务管理暂行办法》的有关规定；

（二）从事戒毒医疗工作不少于三年；

（三）具有中级以上专业技术职务任职资格。

第十五条　戒毒医疗机构对吸毒人员采集病史和体格检查时，委托认定的公安机关应当派有关人员在场协助。

第十六条　戒毒医疗机构认为需要对吸毒人员进行人体生物样本检测的，委托认定的公安机关应当协助提供现场采集的检测样本。

戒毒医疗机构认为需要重新采集其他人体生物检测样本的，委托认定的公安机关应当予以协助。

第十七条　戒毒医疗机构使用的检测试剂，应当是经国家食品药品监督管理局批准的产品，并避免与常见药物发生交叉反应。

第十八条　戒毒医疗机构及其医务人员应当依照诊疗规范、常规和有关规定，结合吸毒人员的病史、精神症状检查、体格检查和人体生物样本检测结果等，对吸毒人员进行吸毒成瘾认定。

第十九条　戒毒医疗机构应当自接受委托认定之日起三个工作日内出具吸毒成瘾认定报告，由认定人员签名并加盖戒毒医疗机构公章。认定报告一式二份，一份交委托认定的公安机关，一份留存备查。

第二十条　委托戒毒医疗机构进行吸毒成瘾认定的费用由委托单位承担。

第二十一条　各级公安机关、卫生行政部门应当加强对吸毒成瘾认定工作的指导和管理。

第二十二条　任何单位和个人不得违反规定泄露承担吸毒成瘾认定工作相关工作人员及被认定人员的信息。

第二十三条　公安机关、戒毒医疗机构以及承担认定工作的相关人员违反本办法规定的，依照有关法律法规追究责任。

第二十四条　本办法自 2011 年 4 月 1 日起施行。

# 关于修改《吸毒成瘾认定办法》的决定

为了进一步规范和加强吸毒成瘾认定工作，公安部、国家卫生和计划生育委员会决定对《吸毒成瘾认定办法》作如下修改：

一、将第一条修改为“为规范吸毒成瘾认定工作，科学认定吸毒成瘾人员，依法对吸毒成瘾人员采取戒毒措施和提供戒毒治疗，根据《中华人民共和国禁毒法》、《戒毒条例》，制定本办法。”

二、将第二条中的“同时”修改为“常”。

三、将第五条、第十条第二项、第二十一条中的“卫生行政部门”修改为“卫生计生行政部门”。

四、将第七条第一款第一项修改为“（一）经血液、尿液和唾液等人体生物样本检测证明其体内含有毒品成分；”

五、将第七条第一款第三项修改为“（三）有戒断症状或者有证据证明吸毒史，包括曾经因使用毒品被公安机关查处、曾经进行自愿戒毒、人体毛发样品检测出毒品成分等情形。”

六、将第七条第二款修改为“戒断症状的具体情形，参照卫生部制定的《阿片类药物依赖诊断治疗指导原则》和《苯丙胺类药物依赖诊断治疗指导原则》、《氯胺酮依赖诊断治疗指导原则》确定。”

七、将第八条第二项中的“多次”修改为“至少三次”，“两类以上”修改为“累计涉及两类以上”。

八、将第八条第三项修改为“（三）有证据证明其使用毒品后伴有聚众淫乱、自伤自残或者暴力侵犯他人人身、财产安全或者妨害公共安全等行为的。”

九、在第二十三条后增加一条，作为第二十四条：“本办法所称的两类及以上毒品是指阿片类（包括鸦片、吗啡、海洛因、杜冷丁等），苯丙胺类（包括各类苯丙胺衍生物），大麻类，可卡因类，以及氯胺酮等其他类毒品。”

《吸毒成瘾认定办法》的有关条文序号根据本决定作相应调整。

本决定自 2017 年 4 月 1 日起施行。

《吸毒成瘾认定办法》根据本决定作相应修改，重新公布。

## 艾滋病防治条例(摘选)

2006年1月18日经国务院第122次常务会议通过。由国务院于2006年1月29日发布,自2006年3月1日起施行。2019年3月2日,国务院颁布并实施第709号国务院令,修改《艾滋病防治条例》,增加脐带血等造血干细胞应用价值。

第二十六条　县级以上地方人民政府和政府有关部门应当依照本条例规定,根据本行政区域艾滋病的流行情况,制定措施,鼓励和支持居民委员会、村民委员会以及其他有关组织和个人推广预防艾滋病的行为干预措施,帮助有易感染艾滋病病毒危险行为的人群改变行为。

有关组织和个人对有易感染艾滋病病毒危险行为的人群实施行为干预措施,应当符合本条例的规定以及国家艾滋病防治规划和艾滋病防治行动计划的要求。

第二十七条　县级以上人民政府应当建立艾滋病防治工作与禁毒工作的协调机制,组织有关部门落实针对吸毒人群的艾滋病防治措施。

省、自治区、直辖市人民政府卫生、公安和药品监督管理部门应当互相配合,根据本行政区域艾滋病流行和吸毒者的情况,积极稳妥地开展对吸毒成瘾者的药物维持治疗工作,并有计划地实施其他干预措施。

第六十三条　本条例下列用语的含义:

对吸毒成瘾者的药物维持治疗,是指在批准开办戒毒治疗业务的医疗卫生机构中,选用合适的药物,对吸毒成瘾者进行维持治疗,以减轻对毒品的依赖,减少注射吸毒引起艾滋病病毒的感染和扩散,减少毒品成瘾引起的疾病、死亡和引发的犯罪。

行为干预措施,是指能够有效减少艾滋病传播的各种措施,包括:针对经注射吸毒传播艾滋病的美沙酮维持治疗等措施;针对经性传播艾滋病的安全套推广使用措施,以及规范、方便的性病诊疗措施;针对母婴传播艾滋病的抗病毒药物预防和人工代乳品喂养等措施;早期发现感染者和有助于危险行为改变的自愿咨询检测措施;健康教育措施;提高个人规范意识以及减少危险行为的针对性同伴教育措施。

## 戒毒条例(摘选)

2011年6月

### 第二章　自愿戒毒

第九条　国家鼓励吸毒成瘾人员自行戒除毒瘾。吸毒人员可以自行到戒毒医疗机构接受戒毒治疗。对自愿接受戒毒治疗的吸毒人员,公安机关对其原吸毒行为不予处罚。

第十条　戒毒医疗机构应当与自愿戒毒人员或者其监护人签订自愿戒毒协议,就戒毒方法、戒毒期限、戒毒的个人信息保密、戒毒人员应当遵守的规章制度、终止戒毒治疗的情形等作出约定,并应当载明戒毒疗效、戒毒治疗风险。

第十一条　戒毒医疗机构应当履行下列义务:

(一)对自愿戒毒人员开展艾滋病等传染病的预防、咨询教育;

(二)对自愿戒毒人员采取脱毒治疗、心理康复、行为矫治等多种治疗措施,并应当符合国务院卫生行政部门制定的戒毒治疗规范;

(三)采用科学、规范的诊疗技术和方法,使用的药物、医院制剂、医疗器械应当符合国家有关规定;

(四)依法加强药品管理,防止麻醉药品、精神药品流失滥用。

第十二条　符合参加戒毒药物维持治疗条件的戒毒人员,由本人申请,并经登记,可以参加戒毒药物维持治疗。登记参加戒毒药物维持治疗的戒毒人员的信息应当及时报公安机关备案。

戒毒药物维持治疗的管理办法,由国务院卫生行政部门会同国务院公安部门、药品监督管理部门制定。

## 中华人民共和国禁毒法(摘选)

(2007年12月29日第十届全国人民代表大会常务委员会第三十一次会议通过,于2008年6月1日颁布施行。共计七章七十一条。)

第五十一条　省、自治区、直辖市人民政府卫生行政部门会同公安机关、药品监督管理部门依照国家有关规定,根据巩固戒毒成果的需要和本行政区域艾滋病流行情况,可以组织开展戒毒药物维持治疗工作。

2016年10月,全国人大启动《禁毒法》修改工作。

为贯彻《艾滋病防治条例》和卫生部、公安部、国家食品药品监督管理局联合下发的《滥用阿片类物质成瘾者社区药物维持治疗工作实施方案》,进一步做好社区药物维持治疗工作,充分发挥省级工作组在维持治疗工作中的作用,2006年8月3—4日,在广州召开了全国滥用阿片类物质成瘾者社区药物维持治疗工作省级工作组会议。原国务院防治艾滋病工作委员会办公室主任、卫生部副部长王陇德出席会议并作重要讲话。现刊发他的讲话,供各地学习贯彻。

## 全面贯彻落实《艾滋病防治条例》积极推广社区药物维持治疗工作

原国务院防治艾滋病工作委员会
办公室主任、卫生部副部长王陇德

(2006年8月3日)

今天,全国社区药物维持治疗工作省级工作组会议在广州召开,首先,我代表国务院防治艾滋病工作委员会办公室,对参加本次会议的各部门代表表示热烈的欢迎!向积极参与社区药物维持治疗工作的各有关部门领导和专家表示衷心的感谢!对广东省艾滋病防治工作委员会为本次会议的顺利召开所付出的辛勤劳动表示诚挚的谢意!

社区药物维持治疗工作自2004年4月正式启动以来,在卫生、公安、食品药品监督等部门的共同努力下,取得了较大的进展。到目前为止,已有100家美沙酮门诊开诊,覆盖范围达21个省(区、市),累计治疗15 678人,平均日门诊量为8 397人。根据各地的反映和相关资料显示,通过工作的开展,社区药物维持治疗对项目地区在控制疾病流行、维护社会稳定、构建和谐社会方面发挥了积极作用。参加维持治疗的吸毒人群注射吸毒比例大幅度降低,个人生活质量和家庭关系得到改善,家庭的社会功能恢复效果明显,当地毒品市场逐步萎缩,社会犯罪减少,受到了吸毒人员及家属、地方政府和人民群众的欢迎。

为保障我国艾滋病防治工作深入持久地开展,今年初,国务院颁布实施了《艾滋病防治条例》和《中国遏制与防治艾滋病行动计划(2006—2010年)》(以下简称《行动计划》),将高危人群干预工作纳入了法制化管理轨道,并提出了高危人群干预工作新的目标。

《艾滋病防治条例》明确规定:县级以上人民政府应当建立艾滋病防治工作与禁毒工作的协调机制,组织有关部门落实针对吸毒人群的艾滋病防治措施。省、自治区、直辖市人民政府卫生、公安和药品监督管理部门应当互相配合,根据本行政区域艾滋病流行和吸毒者的情况,积极稳妥地开展对吸毒成瘾者的药物维持治疗工作,并有计划地实施其他干预措施。把药物维持治疗工作明确写进法规中，充分说明了国家对这一工作重要性的肯定。

《行动计划》要求：到2007年底，登记在册吸毒者500人以上的县(市)，要建立药物维持治疗门诊，为40%以上符合条件的吸食阿片类毒品(主要指海洛因)成瘾者提供药物维持治疗；到2010年，要为70%以上符合条件的成瘾者提供药物维持治疗。如期实现《行动计划》所提出的目标，是摆在我们面前的一项重要任务，同时，也是一个严峻的挑战。为适应新的形势和新的任务，最近，卫生部、公安部、国家食品药品监督管理局及时修订下发了新的《滥用阿片类物质成瘾者社区药物维持治疗工作方案》，为开展社区药物维持治疗工作创造了有利的条件。下面我就贯彻落实《行动计划》所提出的目标和任务，积极推广社区药物维持治疗工作，讲几点意见：

**一、进一步提高各级领导干部对推广社区药物维持治疗工作重要意义的认识**

尽管在短短两年多的时间里，全国的社区药物维持治疗工作取得了一定的进展，但是与我们预期的目标相比仍有较大差距。一是试点数量未能达到预定的目标(2005年底计划达到128个)；二是每个试点门诊的平均治疗人数少于标准门诊量，有的甚至仅有十几个人。究其原因，除因相关政策不落实等问题外，主要是一些地方的领导干部对艾滋病防治工作的认识存在差距，对实施美沙酮维持治疗等干预措施还持怀疑、犹豫或消极等待的态度，致使这些有效措施不能及时推广，不能落实到位。党中央、国务院高度重视艾滋病防治工作。在去年11月国务院召开的全国艾滋病防治工作电视电话会议上，吴仪副总理就正确认识控制吸毒人群中的艾滋病流行，以及进一步落实干预措施等问题作了重要指示。她指出："积极开展高危行为干预，是预防和控制艾滋病传播的重要手段。各地要按照综合治理的原则，切实加大工作力度，推广示范区和干预措施试点的工作经验，迅速扩大综合干预措施的覆盖范围。要从科学的角度看待吸毒成瘾以及成瘾后戒断困难的现象，正确认识控制吸毒人群中的艾滋病流行问题。美沙酮维持治疗措施和清洁针具交换与依法严厉打击贩毒吸毒等违法犯罪活动的目的是一致的，都是为了保护人民群众的身体健康，维护社会稳定。就美沙酮维持治疗来说，它既是控制艾滋病的措施，也是禁吸戒毒的有效措施。在以注射吸毒为主要传播方式的艾滋病流行地区，一定要按照综合治理的原则，积极推广美沙酮维持治疗和清洁针具交换工作为主要手段的综合干预措施。要增加美沙酮维持治疗门诊数量，让更多的吸毒者能够得到这种服务，只有形成规模才能真正发挥遏制艾滋病流行的作用。”吴仪副总理的讲话，既阐明了社区药物维持治疗工作在艾滋病防治工作中的重要作用，也体现了国务院领导以人为本、科学务实的精神。

虽然近两年我们国家的艾滋病防治工作取得了比较大的进展，但是从2005年的疫情估计来看，我国艾滋病的流行并未得到遏制。联合国艾滋病规划署明确指出：如果高危人群中的干预措施覆盖面达不到60%，就不可能遏制艾滋病的流行势头。认为，我国的艾滋病防治工作应该是处于刚刚起步阶段，还有大量艰苦细致的工作需要做。

《艾滋病防治条例》不仅以法律的形式对社区药物维持治疗工作作出了明确规定，同时也以国家意志的形式，表明了政府的政策取向。领导干部思想认识的提高，一方面要靠宣传教育；另一方面也要强调遵守法律的规定和国家的要求，也就是说，作为一个领导干部必须服从国家意志。在座的卫生、公安和药监部门的同志们，有义务，也有责任向各级领导干部宣传《条例》和国务院领导的讲话精神。最近，国务院防治艾滋病工作委员会专门组织了艾滋病防治政策宣讲团，赴一些省份进行艾滋病防治知识和政策的宣讲，并于6月28日在中央党校召开了启动会议，全国2 600多个党校教学网络直播点进行了直播，超过10万名各级干部接受了培训。各地也要尽快按照《行动计划》的要求，组织艾滋病防治政策宣讲团，开展宣讲，特别要提高各级领导干部对推广社区药物维持治疗工作的认识水平，积极贯彻落实《艾滋病防治条例》和《行动计划》的有关规定和要求。

**二、树立以人为本的科学发展观，将社区药物维持治疗工作与禁毒工作有机结合起来**

今年6月，国务院领导同志在深入推进全国禁毒人民战争电视电话会议上的讲话中指出：“虽然部分吸毒人员伴有违法犯罪行为，但多数是由于好奇无知而染上毒瘾，他们既是违法者，又是受害者和特殊的病人，多数是青少年，需要党和政府及全社会的关心帮助。禁吸戒毒工作必须按照以人为本的思想，真正把人的生命放在第一位，把对吸毒人员的教育、挽救放在第一位，既强调收戒率，更注重戒断巩固率。”他要求“各地要积极探索提高戒断巩固率的新路子，推动禁吸戒毒工作取得根本性突破。”

不久前我对某省戒毒所调查发现，90%以上的吸毒者初次吸毒都是因为好奇。一般开始吸毒的都是十几岁的青少年。很多青少年不知道什么是毒品,不知道毒品成瘾的危害性,也不知道毒品成瘾后戒断的困难性。我们对青少年的禁毒教育工作尚需进一步加强。

两年多的实践证明,社区药物维持治疗工作不仅是减少吸毒人群中艾滋病传播流行,全面遏制艾滋病蔓延的重要举措,也是探索提高滥用阿片类物质成瘾者戒断巩固率的新路子之一,是卫生等有关部门积极参与禁吸戒毒工作的有效途径。因此,下一步我们要进一步按照国务院领导的指示精神,本着以人为本的原则,真正将吸毒人员作为受害者和病人来看待,从社区药物维持治疗工作关乎禁毒和防治艾滋病的全局出发,将社区药物维持治疗工作与禁毒工作有机结合起来,提高戒断巩固率。不仅要把美沙酮门诊做成提供卫生服务、防治艾滋病的工作平台,也要把它做成禁毒帮教工作的基地,作为建设“无毒社区”的重要组成部分。同时,有条件的地区还可以探索在强制戒毒、劳教戒毒人员中,开展美沙酮维持治疗的新模式,使社区药物维持治疗工作在禁毒和防治艾滋病工作中发挥更大的作用。

**三、积极稳妥地推广社区药物维持治疗工作**

据 2005 年全国艾滋病疫情估计,我国现有艾滋病病毒感染者约 65 万,其中艾滋病病人约 7.5 万;注射吸毒和性接触,已成为我国艾滋病传播的主要方式,现有的艾滋病病毒感染者和病人中,经注射吸毒占 44.3%,经性传播占 43.6%。哨点监测资料显示,吸毒人群中的艾滋病病毒感染率从 1996 年的 1.95%上升到 2005 年的 7.54%。个别地区的静脉吸毒人群感染率甚至高达 80%。因此,迅速扩大干预措施的覆盖范围,控制经静脉吸毒传播艾滋病是我们当前的一项紧迫而重要的工作。

根据《行动计划》提出的目标和要求,国家级工作组参照国家禁毒委办公室提供的相关数据,并考虑实际情况,选择了登记在册千人以上的 251 个县(区),首先开展药物维持治疗工作。要求在今年 9 月 30 日前 305 个门诊全部开诊,接待病人。目前,已经审批了 185 个,还有 120 个门诊正在准备上报材料、接受评估。为了迅速推广社区药物维持治疗工作,实现 305 个门诊按时开诊的目标,各地、各部门要加强协调,建立工作责任制,卫生、公安、药监要分别明确责任人,定期向国家级工作组汇报开诊准备工作的进度;国家级工作组要与各省级工作组互通信息,掌握进展情况,及时解决存在的困难和问题。对于 9 月 30 日前无特殊原因没有完成开诊计划的省份,国艾办要进行通报,并要求限期完成任务。

**四、加强管理,不断改进和完善社区药物维持治疗工作**

随着社区药物维持治疗工作的推广和扩大,加强管理就成为今后一项重要的工作。一是各地要按照卫生部、公安部、国家食品药品监督管理局新修订的《滥用阿片类物质成瘾者社区药物维持治疗工作方案》,及时成立省级工作组秘书处,加强组织实施与管理。二是要加强能力建设。美沙酮是国家特别管制的麻醉药品,在房屋与设备条件、工作人员业务水平、程序管理等方面有较高的要求,必须坚持科学的工作态度,遵循严谨的工作程序。特别是随着治疗规模的不断扩大,人员短缺、能力不足的情况将日益突出。为此,各地要注重能力建设。去年,国家级工作组批准云南省药物依赖防治研究所为国家级美沙酮维持治疗临床培训中心,希望该中心能在人员培训方面发挥重要作用。三是要重视监督评估工作,认真总结经验,不断改进和完善工作,以适应维持治疗工作迅速扩大的需要。同时要根据本地的实际,不断探索,积极创新工作模式,争取为全国,乃至世界的社区药物维持治疗工作创造出新的、有指导意义的经验。

**五、注重门诊吸毒人员的心理康复辅导、就业指导以及相关能力的培训**

吴仪副总理非常关注参加治疗的吸毒人员的就业问题,指出:"要研究、探索参加治疗的吸毒者的就业问题,只有改变他们的生活环境和状况,吸毒和由吸毒引发的艾滋病问题才有可能从根本上得到解决"。虽然美沙酮可以解决病人的生理需求,但在他们重新融入社会的过程中,还将面临很多压力和困难。如果解决不好,他们就有可能脱离社区药物维持治疗,复吸毒品,影响禁毒和防治艾滋病工作的实效。因此,要按照永康同志讲话中指出的"要加强正面引导,既要宣传吸毒的违法性、危害性,又要宣传吸毒人员是受害者、病人,宣传全社会教育挽救吸毒人员的责任。我们要远离毒品,但不要远离吸毒人员、戒毒人员,更不歧视、抛弃他们,给他们以更多的帮助和关爱,为他们告别毒品、融入社会创造良好环境"的要求,做好工作,这也是贯彻"以人为本"的宗旨的具体体现。当然,帮助吸毒人员找到合适的工作,比较困难,但为他们提供一些就业指导和相关能力的培训,是完全能够做到的。一些门诊的经验已经证明,有心理支持,有就业指导,有关爱帮助,维持治疗的效果就会更加明显,戒毒康复的成果就会更加巩固。

艾滋病防治是一项长期、艰巨的任务。希望各位代表本着"以人为本,执政为民”的思想，认真学习、宣传相关法律、法规、政策和文件精神，结合各级政府的要求和本地区实际，积极探讨适合本地区的开展高危人群干预工作的思路，以本次会议提出的要求为近期工作目标，尽快落实推广社区药物维持治疗工作，为有效控制艾滋病在我国的蔓延和做好禁吸戒毒工作做出我们应有的贡献。

## 国务院关于进一步加强艾滋病防治工作的通知(摘选)

(二〇一〇年十二月三十一日)

各省、自治区、直辖市人民政府,国务院各部委、各直属机构:

为进一步做好艾滋病防治工作,有效遏制艾滋病的蔓延,针对当前和今后一段时期我国艾滋病疫情及防治工作需要,现就有关工作通知如下。

(六)扩大综合干预覆盖面,减少艾滋病病毒传播几率。切断经性途径传播是防止艾滋病从有易感染艾滋病病毒危险行为人群向普通人群扩散的关键。要在严厉打击卖淫嫖娼、聚众淫乱等违法犯罪活动的同时,重点加强对有易感染艾滋病病毒危险行为人群综合干预工作,在公共场所开展艾滋病防治知识宣传,摆放安全套或安全套销售装置。要加强对艾滋病病毒感染者和病人的随访和管理,督促其将感染或发病事实及时告知与其有性关系者。要规范性病医疗服务行为,加强对性病病人的治疗和综合干预,有效降低性病病人感染艾滋病病毒的风险。卫生、公安、食品药品监督管理等部门要密切配合,提高药物维持治疗服务质量,建立强制隔离戒毒、社区戒毒、社区康复和药物维持治疗相互衔接的治疗机制以及异地服药的保障机制,使吸毒人员最大限度纳入药物维持治疗机构进行治疗。积极探索在社区戒毒和社区康复场所内开展药物维持治疗。在药物维持治疗难以覆盖的地方,继续开展清洁针具交换工作,降低艾滋病传播风险。

# 刘志民关于美沙酮维持治疗的专访

受国家公安部禁毒局委托，北京大学中国药物依赖性研究所刘志民教授接受了《人民公安报》的专访，介绍了我国美沙酮维持治疗的实施和进展情况。

## 海洛因成瘾是一种脑疾病

问：在医学上怎样看待海洛因成瘾行为？

刘志民：首先，滥用包括海洛因在内的各种毒品都是违法行为，从医学角度看，因滥用毒品导致的成瘾则是一种病态。近年来的脑神经生物学研究和药物依赖临床治疗实践均表明，海洛因成瘾是一种慢性、具有复发倾向的脑病，临床表现为强迫性的、不可控制的、不顾后果的觅药和用药行为，并伴有明显的个人家庭功能和社会功能的损害以及法律后果等诸多方面的问题。

吸毒成瘾者一天要滥用若干次海洛因，如果一次不用，就会出现严重的戒断症状，使吸毒人员感受到极度的身体不适，这种戒断症状会使机体处于一种应激状态，这就驱使成瘾者必须定时地去寻找和滥用毒品，以弥补他血液中海洛因水平的下降，从而避免戒断症状的出现。而长期滥用海洛因等阿片类物质可造成大脑功能与结构的病理性改变。根据美国国家药物滥用研究所的研究显示，滥用海洛因、冰毒、摇头丸等毒品都可导致脑神经细胞形态上的病理变化，例如萎缩、变性、坏死，另外还有功能上的障碍，这种变化既有整体上的也有微观的细胞和分子水平上的变化，因此，海洛因成瘾现象是大脑神经细胞受损的结果。

## 美沙酮是一种治疗阿片类物质成瘾的药物

问：对海洛因成瘾者的维持治疗为什么会选择美沙酮这种药物？美沙酮有哪些药理学特点？

刘志民：美沙酮是一种阿片受体激动剂，具有口服使用有效、作用时间长、药物滥用潜力低等特点。美沙酮最早是“二战”期间由德国研制和合成的，当时主要用于镇痛。20世纪60年代，研究人员发现美沙酮可以用于替代治疗阿片类(海洛因)依赖。我们说一个理想的替代维持治疗药应具有这样一些特点：一是作用时间比较长；二是药物滥用潜力比较低；三是可以口服给药。美沙酮就同时具备这三个特点。1972年，美沙酮作为一种治疗阿片类物质成瘾的替代药物通过美国 FDA 认证，随后在美国、欧洲、澳洲等地区开始了美沙酮维持治疗的研究和广泛应用。当时实施美沙酮维持治疗的主要目的是减少因吸毒引发的犯罪等社会问题。近年来，随着对阿片类物质成瘾机制认识的深入和艾滋病流行的威胁，美沙酮维持治疗已在越来越多的国家得到应用，已成为全球阿片类物质依赖维持疗法中应用最为广泛的方式之一。

我国政府在借鉴国外经验的基础上，于 2004 年 3 月启动了社区海洛因成瘾者的药物维持治疗工作，国家工作组秘书处和 CDC 对第一批五省八个试点的初步评估结果表明，基本上达到了我们的预期目标，也就是降低因吸毒引起的社会危害和 HIV 感染等公共卫生问题。

**维持治疗不是“小毒代大毒”**
**美沙酮维持治疗有利于海洛因成瘾者的身心康复**

问：有人在介绍美沙酮与海洛因的区别时，将前者比喻为饿了要吃东西，只是一种身体依赖，而后者不仅是要吃，而且是非要吃他爱吃的那种东西，体现为一种心理依赖，对此您怎么看？

刘志民：医学上将药物依赖分为身体依赖和精神依赖，海洛因的精神依赖性主要表现为两方面：一是对毒品的心理渴求，二是强烈的寻药行为，吸毒者之所以会反复复吸，主要是因为对毒品的精神依赖在起作用。而身体依赖是指长期使用某种物质（毒品）突然停用后，身体出现戒断症状。各种毒品表现出的戒断症状不尽相同，阿片类（海洛因）戒断症状往往在末次吸毒后 4—6 小时出现打哈欠、流鼻涕、流眼泪、流口水等植物神经功能紊乱的症状，再发展的话就会出现鸡皮疙瘩、胃肠痉挛及腹痛、腹泻、呕吐、发热，严重的出现惊厥。美沙酮的药效作用主要是针对身体依赖，即通过用药不使其出现身体戒断症状。

问：有人曾质疑美沙酮维持治疗是“小毒代大毒”，对此您怎么看？

刘志民：我认为这种看法是错误的。吸毒或药物滥用的定义是指非医疗用途而滥用药物，目的是体验这种药物产生的特殊精神效应。美沙酮的替代维持治疗属于医疗使用，不是滥用，不存在“小毒代大毒”的问题。当然，麻醉药品本身具有两重性，即正常医治疾病是药物，而如果管制不严，流入非法渠道则就成为毒品。应说明的是，虽然美沙酮会产生一定的药物依赖性，但这种依赖主要是身体依赖，不会使服用者产生显著的精神依赖问题。

此外，美国在20世纪60至80年代对美沙酮进行了大量的流行病学调查、临床观察，包括实验室研究，从这些结果来看，相对海洛因而言，美沙酮对海洛因成瘾者身心康复是有益的。举个例子，海洛因对人体免疫系统的损坏作用非常大，用美沙酮后，免疫系统的功能可以逐步地得到恢复；另外海洛因成瘾者的神经内分泌系统是处于紊乱状态的，服用美沙酮之后可以基本恢复阿片成瘾者神经内分泌系统功能，这无论是促进维持者的身心健康，还是对于维系其家庭的角色和社会职能也是有帮助的。

**不是所有人都适合美沙酮维持治疗**
**受治者都曾多次戒毒但没能成功戒断**

问：我们在选择参加美沙酮维持治疗的吸毒人员时，有什么标准和原则？

刘志民：不是所有的人都适合美沙酮维持治疗。有些人没有戒毒治疗的主观动机，不愿意参加治疗，有些是没有必要参加。目前，国家工作组要求美沙酮门诊的受治者必须同时具备以下条件：经过多次戒毒仍不能成功戒断或反复复吸的阿片类药物成瘾者；年龄在20周岁以上；当地居民或在本地居住六个月以上的外地户籍公民；具有完全民事行为能力。对于已感染艾滋病病毒的阿片类药物成瘾者，可以放宽年龄限制。

对于那些药物依赖程度比较轻的海洛因成瘾者，我们还是希望通过戒毒治疗来使其脱毒康复，彻底摆脱毒品，让他们在无药的状态下回归社会。

问：维持治疗人员选择参加美沙酮维持治疗后，他大概要负担多少费用？

刘志民：美沙酮成本比较低，目前，基本是由我国政府提供这种药物，每天的治疗费用不超过十元钱，考虑到一些地区的具体问题，在一些经济欠发达地区仅收3—5元钱，不会给维持治疗人员带来太大经济负担。

问：参加美沙酮维持治疗一段时间后，能不能逐步减少美沙酮用量以至实现无药？

刘志民：我们当然希望治疗中美沙酮用量可以逐步地递减，直至把药完全撤下来，这是理想目标，但实际上有相当一部分人很难达到的。参加维持治疗的人得有这样的心理准备，即可能需要一个长时间的维持过程。

**开展综合性的社会、心理、医学干预工作**
**不能把维持治疗视为每天给吸毒人员一点药就完成任务了**

问：据了解，有些参加维持治疗的或脱失人员因为偷吸海洛因脱失而被取消了治疗资格，在服用美沙酮人员中为什么会出现这种偷吸或脱失现象？

刘志民：这个原因是比较复杂的，首先是参加维持治疗的动机问题，申请者应该有一个强烈的想戒毒的主观愿望，如果没有这个基础，动机不纯，只是找不到海洛因时临时替代一下，这是肯定达不到理想的维持治疗的效果的。

另一个原因是可能存在的技术层面的问题。根据国外的经验，用药要因人而异，根据每个人的药物依赖程度决定给药方案和剂量，不能千篇一律都是一个剂量，也就是要实现美沙酮的"个体化用药"。理想的药量是可维持其一天中既不出现戒断反应，又不会导致过量中毒的合适剂量。如果受治者是长期吸毒人员，静脉注射海洛因剂量又比较大的，就应给他相对高剂量的美沙酮，这样一天下来，他才能不感到"饥饿感"，不出现戒断症状，从而减少偷吸毒品现象或脱失问题。

目前，国家工作组正在开展针对美沙酮维持治疗点医务人员的培训工作，指导他们更科学规范的给药。

问：在您看来，目前的美沙酮维持治疗还有哪些方面需要改进？

刘志民：我认为，要想达到维持治疗的理想目标，主要还有以下工作需要进一步加强：

一是积极慎重地扩大覆盖面。在我国现有的79.1万登记在册吸毒人员中，绝大多数是海洛因成瘾者，美沙酮维持治疗不可能让每个吸毒人员都加入，但成瘾程度比较重的，多次复吸的，特别是静脉注射吸毒的和已感染HIV的，应该加入美沙酮维持治疗。目前全国共有128个维持点，已参加治疗的仅有万人左右，其中还包括一部分的脱失人员。因此，如果要达到减少社会危害，控制艾滋病感染传播的目的，这个覆盖面还应进一步扩大，特别是毒品问题比较严重的及以注射方式为主滥用毒品的地区。

二是加强对维持点医务人员的专业培训工作，使我们的维持治疗工作更为科学和规范，这在一定程度上决定着维持治疗的健康顺利发展。

三是开展综合性的社会、心理、医学干预工作。这是有待于解决的一个很重要的问题。应该认识到，美沙酮维持治疗不能解决一切问题，在治疗的同时，应该针对不同参加维持治疗人员的具体情况，开展社会的心理的医学的干预和帮教，这里包括回归社会以后的继续帮教，社区监管，对维持人员进行定期的尿样检测，对同时存在的身心疾病给予必要的医治，还有帮助落实就业，这才能视为一个完整的维持计划。只有这样，维持人员才能过上健康和正常人的生活，才能实现我们开展维持治疗的社会期望目标。

四是应统一一些认识问题，我认为开展美沙酮维持治疗等降低危害同禁毒工作并不矛盾，是一个问题的两个方面，不能将二者分割甚至对立起来。从云南省个旧开展美沙酮维持的情况看，开展维持治疗以来，减少了因吸毒引发的犯罪以及黑市毒品交易，应该说这同我们开展创建无毒社区和禁毒工作的目标是一致的。

# 世界卫生组织协作研究项目

## ——阿片依赖的替代治疗和HIV/AIDS

**评估结果报告**
**中国药物依赖性研究所**
**北京市戒毒中心**
**2006年**

主要参加人员

翻译

翻译人员：袁旭、李晓玲、段砺霞、连智

翻译指导：刘志民教授、徐国柱教授、蔡志基教授、曹家琪教授、郑继旺教授

资料收集

率银良、严斌、李晓玲、袁旭

数据录入

周云云、周乾

研究负责人

赵成正、时杰

### 海洛因滥用现状

### 海洛因滥用者的年增长幅度

2005年1月16日—12月15日监测报告显示：新增加海洛因滥用者10 275例，占海洛因滥用者6.9%。

人口学资料

1. 性别　男性占83.8%，女性占16.2%，

海洛因滥用者性别构成比：女性构成比在1999年曾达到23.1%，2000年—2001年出现反复之后，2002年—2005年呈现下降变化。

2005年比2004年下降了1.9个百分点，比1999年下降6.9个百分点。

2004年女性占18.1%，2005年女性占16.2%。

2. 受教育程度

2005年监测报告显示：

小学及以下文化程度占21.1%，初中占62.6%，高中(含中专、技校)占14.7%，大学(含大专)占1.6%。初中及以下文化程度者占到83.7%。

3. 年龄

平均年龄为32.0±7.0岁；男性32.4±7.0岁，女性30.1±6.7岁。年龄分布，20岁以下占3.0%，21—30岁占38.2%，31—40岁占44.6%，40岁以上占14.2%。

其中30岁以下年龄者占41.2%。

4. 从业状况

2005年滥用者中无业人员占67.4%，个体经营者占21.4%，农民占2.9%，企事业职工占2.2%，交通运输业、娱乐场所从业人员和自由职业者各占1.6%，从事其他行业人员累计占1.3%。

无业人员及个体经营者是滥用海洛因的主要群体。

滥用方式及共用注射器行为

海洛因滥用者中，注射方式占61.7%，其中静脉注射方式占57.4%；

烫吸占36.5%；

其他滥用方式(香烟吸、烟枪吸、鼻吸、口服、溶于饮料中等)占1.8%。

初始滥用海洛因年龄

平均为26.1±6.7岁；男性26.6±6.8岁，女性25.3±6.3岁。

初始滥用的年龄分布，20岁以下占19.3%，21岁—30岁占54.1%，31岁—40岁占23.6%，40岁以上占3.0%。

其中30岁以下初始滥用药物者占73.4%。

滥用海洛因年限

2005年监测报告显示：平均滥用海洛因为6.0年±4.1年。

滥用药物1年以内者占14.8%，1年—5年者占28.3%，5年以上者占57.0%。

本研究是一个前瞻性的调查研究，研究包括三次评估，分别在入组时、随访3个月和随访6个月时进行评估。所有的评估都是针对访谈前一个月的情况而言的。结果评估的主要目的是为了探讨以下3个方面的变化：

**个体在替代治疗中的健康状况和幸福度**

**社区/社会效益**

**项目实施的效果**

研究工具

阿片类治疗指数（OTI）；
成瘾严重程度简表（ASI - LITE）；
依赖严重程度量表（SDS）；
世界卫生组织生活质量测定简表（WHOQOL - BREF）；
血源性病毒传播危害评估调查表（BBV - TRAQ）；
Zung 抑郁自评量表；

人口统计学资料、药物使用情况和治疗史

一般人口统计学结果

人口统计学结果

药物使用情况及治疗史

药物使用时间（成瘾严重程度简表）

治疗史

健康状况和幸福度的变化

依赖严重度（依赖严重程度评分）

健康状况

Zung 抑郁自评量表

生活质量：世界卫生组织生活质量测定简表

抗- HIV　阳性率

HCV　阳性率

血源性病毒传播危害评价（血源性病毒传播危害评估调查表*/BBV - TRAQ*）

社区/社会效益

犯罪行为和就业情况

项目效果

结论

美沙酮维持治疗（MMT）是一个有效减少非法阿片药物使用的方法。
MMT 可以明显改善该人群的身体状况（据躯体症状和 Zung 抑郁自评量表）。
MMT 能够提高个体的生活质量水平（据世界卫生组织生活质量测定简表）。
MMT 可有效控制毒品注射和肌肉注射等行为，但对控制性行为没有效果（据血源性病毒传播危害评估调查结果）。
MMT 是减少犯罪和促进就业的好方法。
6 个月随访的留治率为 85％。

各省、自治区、直辖市及新疆生产建设兵团卫生、公安、食品药品监管（药品监管）厅（局）：

海洛因成瘾者社区药物维持治疗试点工作开展二年多来，各试点地区根据《卫生部公安部国家药品监管局关于印发〈海洛因成瘾者社区药物维持治疗试点工作暂行方案〉的通知》（卫疾控发〔2003〕37号，以下简称《暂行方案》）要求，认真组织开展试点工作，取得了积极进展。

根据国务院《艾滋病防治条例》，为推动海洛因成瘾者社区药物维持治疗工作的深入开展，在总结试点工作经验和广泛征求意见的基础上，卫生部、公安部、国家食品药品监督管理局对《暂行方案》做出修订和补充，并商国家发展改革委同意，制订了《滥用阿片类物质成瘾者社区药物维持治疗工作方案》，现印发给你们，请遵照执行。

卫生部
公安部
国家食品药品监督管理局
二〇〇六年七月四日

# 滥用阿片类物质成瘾者社区药物维持治疗工作方案

## 一、定义

滥用阿片类物质成瘾者社区药物维持治疗是指在符合条件的医疗机构中，选用合适的药物，对滥用阿片类物质成瘾者进行长期维持治疗，以减轻他们对阿片类物质的依赖，减少由于滥用阿片类物质成瘾引起的疾病、死亡和引发的违法犯罪，使阿片类物质成瘾者回归社会。

## 二、目标

（一）规范对滥用阿片类物质成瘾者进行社区药物维持治疗的管理和技术措施。

（二）减少阿片类物质滥用，减少艾滋病传播相关危险行为，减少违法犯罪，恢复滥用阿片类物质成瘾者的社会功能。

## 三、原则与策略

（一）政府领导，卫生、公安、食品药品监管三部门密切合作，共同实施。

（二）严格管理，积极稳妥。

（三）坚持不营利原则。

（四）充分利用现有的医疗机构、药品生产与供应资源及社区管理资源。

## 四、组织管理

滥用阿片类物质成瘾者社区药物维持治疗工作（以下简称“维持治疗工作”）实行分级管理。中央成立国家级工作组，开展维持治疗工作的省、自治区、直辖市成立省级工作组，开展维持治疗工作的医疗机构（以下简称“维持治疗机构”）所在地成立地市级工作组，组织实施维持治疗工作。

（一）国家级工作组

由卫生部、公安部和国家食品药品监督管理局及有关技术单位组成国家级工作组，负责维持治疗工作的宏观管理；审定各省级工作组申报的维持治疗机构；核准维持治疗药物的申购计划、生产和供应；培训省级维持治疗工作骨干；对维持治疗工作实施监督、指导和评估等。

国家级工作组下设秘书处，具体负责全国维持治疗工作的协调和日常管理。

（二）省级工作组

由开展维持治疗工作的省级卫生厅(局)、公安厅(局)和食品药品监督管理局(药品监督管理局)及指定的省级相关卫生技术部门组成省级工作组,负责本辖区内维持治疗工作的规划、组织、管理、实施和监督。

卫生部门负责审核维持治疗机构资格、麻醉药品使用资格;组织人员培训;监督指导维持治疗工作。

公安机关负责对参加维持治疗、但没有经过强制戒毒或劳教戒毒的滥用阿片类物质成瘾者进行备案;保障维持治疗药品运输、储存安全和维持治疗机构正常工作秩序。

食品药品监督管理部门负责药物配制质量、药物供应等相关环节的监督管理。

省级工作组下设秘书处,负责本辖区内维持治疗工作的协调及日常管理。

（三）地市级工作组

由开展维持治疗工作所在地的地市级卫生局、公安局和食品药品监督管理局(药品监督管理局)组成地市级工作组,负责当地维持治疗工作的监督与管理。

卫生部门负责审核维持治疗工作人员执业注册情况,监督管理维持治疗机构内维持治疗药物的使用和有关医疗活动。公安机关负责审核曾经接受过强制戒毒或劳教戒毒的滥用阿片类物质成瘾者参加维持治疗的条件;对维持治疗期间仍滥用阿片类物质或其他毒品的人员,依法予以处理。食品药品监督管理部门负责药品安全监管。

**五、实施**

（一）维持治疗机构的确定与开诊

1. 资格

维持治疗机构必须是非营利性医疗机构。

2. 申请材料

(1)开展社区药物维持治疗工作申请表(附件1);

(2) 申请开展维持治疗工作的医疗机构所在地周围环境及公共设施情况草图;

(3) 申请开展维持治疗工作的医疗机构拟用房屋内部布局平面图;

(4) 申请单位《医疗机构执业许可证》正副本(复印件);

(5) 有关规章制度。

3. 确定

省级工作组根据本辖区内的现有吸毒人员情况和卫生资源情况，确定维持治疗机构的数目和布局。

拟承担维持治疗工作的医疗机构需向当地卫生行政部门提出书面申请，经当地卫生、公安、食品药品监督管理部门同意后，书面报省级卫生行政部门，并提供规定的申请材料。经省级卫生行政部门审核，符合《开展社区药物维持治疗工作基本条件》(附件 2)要求的，经省级工作组初审合格后上报国家级工作组，国家级工作组复审合格后予以确定。

4. 开诊

经国家级工作组复审合格的维持治疗机构在人员安排、设备采购、药品储备等工作准备就绪后向省级工作组提出开诊申请。省级工作组按照《开展社区药物维持治疗工作验收标准》(附件 3)验收合格后，书面报国家级工作组秘书处。国家级工作组秘书处将协调安排有关专家赴现场指导开诊。地市级工作组每月向省级工作组汇报辖区内维持治疗工作进展情况，省级工作组每月向国家级工作组汇报辖区内维持治疗工作进展情况。

(二) 接受维持治疗者(下称“受治者”)的核准

1. 受治者条件

受治者必须同时具备以下条件：

(1) 经过多次戒毒治疗仍不能戒断毒瘾的滥用阿片类物质成瘾者(诊断标准参见《中国精神疾病障碍分类和诊断标准-3》中的“药物依赖诊断标准”)；

(2) 年龄在 20 周岁以上；

(3) 维持治疗机构所在县(市、区)居民或在本地居住 6 个月以上且具有当地暂住证的外地户籍公民；

(4) 具有完全民事行为能力。

对于已感染艾滋病病毒的滥用阿片类物质成瘾者，可以不要求第 2 项条件。

2. 申请材料

(1) 参加社区药物维持治疗个人申请表(附件 4)；

(2) 经过戒毒治疗的滥用阿片类物质成瘾者，提供公安机关出具的强制戒毒或劳教戒毒证明，或者提供自愿戒毒机构出具的戒毒证明，或者提供其他相关证明材料(例如戒毒费用收据等)；

(3) 身份证、户口本复印件,或暂住证复印件;

(4) 2 张 1 寸免冠照片;

(5) 如果是艾滋病病毒感染者,提供其感染状况的相关证明。

3. 核准

曾经接受强制戒毒或劳教戒毒的申请者由当地公安机关核准;未经过强制戒毒或劳教戒毒的申请者由维持治疗机构核准,并准确登记其真实的身份信息。

开始药物维持治疗前,维持治疗机构要与获准的受治者签订知情同意书(式样见附件 5),并发放统一制作的社区药物维持治疗卡(式样见附件 6)。

(三) 药物供应、使用及管理

本维持治疗工作目前选用美沙酮口服液(规格: 1 mg/ml,5 000 ml/瓶)作为维持治疗药物。

美沙酮原料必须根据实际需要有计划地供应。供应计划由省级工作组提出,上报国家级工作组审核批准。

省级工作组协调本辖区的美沙酮口服液生产单位,统一组织已经配制好的美沙酮口服溶液供应各维持治疗机构使用。维持治疗机构不得从其他任何渠道获得美沙酮。

美沙酮口服液生产单位必须严格按照省级工作组核准的计划配制美沙酮口服液。美沙酮口服液必须按照国家标准进行配制,确保质量。

美沙酮原料供应和美沙酮口服液的配制、使用部门,必须严格执行《中华人民共和国药品管理法》、《麻醉药品和精神药品管理条例》(国务院令第 442 号)以及国家食品药品监督管理局、公安部、卫生部《关于戒毒治疗中使用麻醉药品和精神药品有关规定的通知》(国食药监安[2006]230 号)等有关规定。

维持治疗机构负责人负责监督本维持治疗机构治疗药物发放和治疗工作。省级工作组定期或不定期抽查当地维持治疗机构治疗药物发放记录;国家级工作组定期或不定期抽查各地治疗药物供应和使用情况。

(四) 维持治疗与受治者管理

维持治疗机构负责日常的维持治疗工作,包括现场监督受治者服药、行为矫治、心理辅导、防病咨询、尿检及管理维持治疗药物,并向所在地工作组及时汇报工作进展情况及存在的问题。

根据受治者滥用阿片类物质的使用量和最后1次使用时间，确定首次维持治疗用药的时间和剂量。根据受治者情况，逐步调整，确定维持剂量（维持治疗方案见附件7）。

可以对因工作、生活等原因到外地短期逗留的受治者提供异地服药服务，具体操作办法由省级工作组根据当地实际情况制订。对于跨省域的异地受治者，由省级工作组报国家级工作组秘书处协调。

受治者维持治疗期间不得继续吸食或注射阿片类物质及其他毒品，并随时接受维持治疗机构的尿检。维持治疗机构应定期或不定期对受治者进行尿检，观察其是否吸毒。尿检由维持治疗机构的医师具体负责，并在受治者病历中记录结果。其他人员在维持治疗机构内一律不得对受治者进行尿检。

受治者资料严格保密，除法律法规规定的情况外，未经本人或者其监护人同意，维持治疗机构不得向任何单位和个人提供受治者的个人信息资料。

受治者维持治疗期间如有下列情况应视情终止或中止维持治疗。由当地公安机关核准进入维持治疗的，报当地公安机关备案；由维持治疗机构核准进入维持治疗的，报省级公安机关禁毒部门备案：

1. 无正当理由连续7天以上（含7天）不参加维持治疗的；

2. 不遵守维持治疗制度、无理取闹、干扰治疗秩序、不服从医师制定的治疗计划的；

3. 因违法犯罪行为被羁押不能继续接受维持治疗的；

4. 因各种并发症或其他原因无法坚持维持治疗的。

（五）开展综合服务。

地市级工作组与有关部门相互配合，以维持治疗工作为平台，利用与受治者接触的机会，为其提供综合服务，如宣传艾滋病防治知识、培训就业技能、落实“四免一关怀”政策等。

**六、监督与评估**

省级工作组将维持治疗机构的管理和监督工作纳入艾滋病防治的常规工作计划中，定期或不定期到维持治疗现场监督指导工作。国家级工作组定期或不定期对维持治疗机构进行抽查，现场监督指导工作，对于不合格者，撤销其维持治疗机构资格。如发现维持治疗药物流失或其他违法行为，按照国家有关法律、法规，追究有关单位和个人的法律责任。

维持治疗工作的效果评估分为外部评估和内部评估。国家级工作组负责组织专家组定期开展维持治疗机构运行管理流程、经济学、行为学等外部评估。省级工作组负责本辖区内维持治疗工作上述项目的内部评估，并及时将评估数据库、报表及总结报告等上报国家级工作组秘书处。

评估将采用问卷调查、血清学检测和定期报表相结合的方式。具体督导评估工作方案由国家级工作组另行制订。

**七、经费**

维持治疗工作经费实行分级承担。主要经费由地方财政安排，中央财政给予适当补充。

维持治疗机构所开展的相关医疗服务项目和价格，由各省级价格主管部门会同同级卫生行政部门制定。

收取的费用，用于支付维持治疗药物的配制、运输、储存费用，维持治疗机构日常工作，承担受治者的行为矫治、心理辅导和防病咨询等各种服务的开支。

本方案由国家级工作组负责解释。

# 卫生部办公厅关于印发《赛宝松社区药物维持治疗试点方案》

广西壮族自治区、新疆维吾尔自治区卫生厅：

滥用阿片类物质成瘾者社区药物维持治疗工作对我国控制艾滋病在吸毒人群中传播流行具有重大意义和作用。两年多的试点经验证明，使用美沙酮作为社区维持治疗药品，取得了很好的效果。但是，由于吸毒人员往往多药滥用，部分人员不适合美沙酮治疗，一些药物维持治疗机构存在不同程度的病人脱失现象，需要考虑探索其他备选维持治疗药品。

赛宝松是丁丙诺啡与纳诺酮的复方舌下含片，可用做戒毒治疗。鉴于赛宝松临床用药安全、易于管理、不易被滥用，且具有预防吸毒人员复吸的潜在效果，经与有关部门反复论证和协商，决定在广西壮族自治区和新疆维吾尔自治区进行赛宝松社区维持治疗试点。本试点纳入社区药物维持治疗工作统筹管理。

现将《赛宝松社区药物维持治疗试点工作方案》印发你们，请严格按照此方案和《关于开展滥用阿片类物质成瘾者社区药物维持治疗工作的通知》(卫疾控发〔2006〕256号)要求，认真开展试点工作。

附件：赛宝松社区药物维持治疗试点工作方案

二〇〇七年三月一日

## 赛宝松社区药物维持治疗试点工作方案

### 一、目标

探索赛宝松对滥用阿片类物质成瘾者进行社区维持治疗的可行性及其在减少吸毒、吸毒相关犯罪、艾滋病传播和恢复吸毒者社会功能等方面的效果，并与美沙酮维持治疗效果进行比较。

### 二、原则

（一）政府领导，部门合作，共同实施。

（二）严格管理，规范试点，加强监督。

## 三、组织管理

赛宝松社区维持治疗试点，纳入国家滥用阿片类物质成瘾者社区药物维持治疗工作，按照卫生部、公安部、国家食品药品监督管理局《关于印发〈滥用阿片类物质成瘾者社区药物维持治疗工作方案〉的通知》（卫疾控发〔2006〕256号）、公安部《关于进一步推进滥用阿片类物质成瘾者社区药物维持治疗工作方案》（公禁毒〔2006〕460号）以及国家食品药品监督管理局的有关要求，开展赛宝松社区药物维持治疗试点工作。国家级工作组进行总体规划和统筹管理，具体工作由中国疾病预防控制中心负责。试点省级工作组要指定专人负责试点工作，卫生厅具体领导现场的试点工作。

（一）国家级工作组

负责维持治疗工作的宏观管理；核准赛宝松的进口申报；对试点工作实施监督、指导和评估等。

（二）自治区级工作组

负责本辖区内赛宝松维持治疗试点工作的规划、组织、管理、实施和监督。

## 四、实施

（一）接受维持治疗者（以下简称“受治者”）的选择

1. 受治者条件

受治者除需具备《滥用阿片类物质成瘾者社区药物维持治疗工作方案》中规定的4项条件外，还必须同时具备以下条件：

（1）近1个月内注射过阿片类物质（主要指海洛因）；

（2）能够接受至少2年的随访观察；

（3）心、肝、肾功能正常。

2. 申请材料

（1）参加社区药物维持治疗个人申请表（同滥用阿片类物质成瘾者社区药物维持治疗工作用个人申请表）；

（2）身份证、户口本复印件，或暂住证复印件；

（3）2张1寸近期免冠照片。

3. 受治者的确定

受治者由维持治疗试点机构根据上述条件和申请予以确定，确定后的真实身份信息，报自治区级及国家级工作组备案。

4. 签订知情同意书

开始药物维持治疗前，维持治疗试点机构要与受治者签订知情同意书，并发放赛宝松社区药物维持治疗卡（式样同滥用阿片类物质成瘾者社区药物维持治疗工作用治疗卡）。

（二）药物供应、使用及管理

本试点工作选用英国莱奇特本齐舍（Reckitt Benckiser）制药有限公司生产的赛宝松（SuboxoneR）作为维持治疗药物。

开展试点工作的部门，必须严格执行《中华人民共和国药品管理法》、《麻醉药品和精神药品管理条例》（国务院令第442号）以及国家食品药品监督管理局、公安部、卫生部《关于戒毒治疗中使用麻醉药品和精神药品有关规定的通知》（国食药监安〔2006〕230号）等有关规定。

维持治疗试点机构负责人负责监督本单位治疗药物发放和治疗工作。自治区级工作组和国家级工作组定期或不定期督导检查赛宝松使用情况。

（三）维持治疗与受治者管理

维持治疗试点机构负责日常的治疗工作，包括现场监督受治者服药、行为矫治、心理辅导、防病咨询、尿检及管理维持治疗药物，并向自治区级和国家级工作组及时汇报工作进展情况及存在的问题。

根据受治者滥用阿片类物质的使用量和最后1次使用时间，确定首次维持治疗用药的时间和剂量。根据受治者情况，逐步调整，确定维持剂量。

受治者的个人资料要严格保密，除法律法规规定的情况外，未经本人或者其监护人同意，维持治疗试点机构不得向任何单位和个人提供受治者的个人信息资料。

受治者维持治疗期间如有下列情况应终止维持治疗：

1. 不遵守维持治疗制度、无理取闹、干扰治疗秩序、不服从治疗计划的；

2. 因违法犯罪行为被羁押不能继续接受维持治疗的；

3. 因各种并发症或其他原因无法坚持维持治疗的。

**五、监督与评估**

国家级工作组定期或不定期对维持治疗试点机构进行督导检查，对于不合格者，撤销其维持治疗试点机构资格。如发现维持治疗药物流失或其他违法行为，按照国家有关法律、法规，追究有关单位和个人的法律责任。

赛宝松维持治疗试点工作的用药方案、不良事件处理预案、知情同意书由中国疾病预防控制中心制定。

# 卫生部、公安部、国家药品监督管理局关于印发《海洛因成瘾者社区药物维持治疗试点工作暂行方案》的通知

各省、自治区、直辖市卫生厅局，公安厅局，药监局：

目前，吸毒者是我国艾滋病病毒感染的主要群体，由于缺乏有效的预防办法，艾滋病经注射毒品传播的迅猛势头仍未得到遏制，并正在向其他高危人群和一般人群扩散。为了尽快控制艾滋病在吸毒人群中的传播，减轻吸毒者对海洛因的依赖，根据国务院办公厅印发的《中国遏制与防治艾滋病行动计划(2001—2005年)》的有关要求，卫生部、公安部和国家药品监督管理局联合制定了《海洛因成瘾者社区药物维持治疗试点工作暂行方案》(以下简称《暂行方案》)，现印发给你们，请认真研究。

首批试点范围将按照“设置稳妥，严格控制”原则，选择3—5个省、自治区、直辖市的若干社区进行，条件成熟时再逐步扩大。关于首批试点的审批，请参照《暂行方案》中的程序，确定试点机构，经省级工作组批准后，由卫生行政部门统一报卫生部疾病控制司转国家工作组审批，批准后认真审慎地开展试点工作。

附件：海洛因成瘾者社区药物维持治疗试点工作暂行方案

中华人民共和国卫生部

中华人民共和国公安部

国家药品监督管理局

二○○二年七月二十九日

# 海洛因成瘾者社区药物维持治疗试点工作暂行方案

## 一、定义

海洛因成瘾者社区药物维持治疗是指在批准开办戒毒治疗业务的医疗机构中，选用合适的药物，对海洛因成瘾者进行长期维持治疗，以减轻对海洛因的依赖、减少海洛因成瘾引起的疾病、死亡和引发的违法犯罪。

## 二、目标

（一）探索对海洛因成瘾者进行社区药物维持治疗的策略、管理办法和技术措施。

（二）减少海洛因非法使用及其相关的艾滋病传播危险行为和违法犯罪，恢复海洛因成瘾者的社会功能。

## 三、原则与策略

（一）政府领导，卫生、公安、药品监管三部门密切合作，共同实施。

（二）严格管理，积极稳妥。

（三）坚持不盈利原则。

（四）充分利用现有的医疗机构、药品生产与供应资源及社区管理资源。

## 四、组织管理

海洛因成瘾者社区药物维持治疗试点工作（以下简称试点工作）实行分级管理，中央成立国家试点工作组（以下简称国家工作组），试点省、自治区和直辖市成立省级试点工作组（以下简称省级工作组），组织实施试点工作。

（一）国家工作组

由卫生部、公安部和国家药品监督管理局及有关技术单位组成国家工作组，负责试点工作的宏观管理；对全国开展试点工作的医疗机构（以下简称试点机构）以及治疗药物的计划、生产和供应的审批；对试点省、自治区和直辖市工作骨干的培训；以及对试点工作的监督和指导。国家工作组办事机构设在卫生部，有专人负责。

（二）省级工作组

由开展试点工作的省、自治区和直辖市卫生厅（局）、公安厅（局）和药品监督管理局组成省级工作组，负责对当地试点工作的组织、实施、管理和监督。

卫生部门负责试点机构的资格认证、工作人员行医资格和麻醉药品使用资格的审核认定，试点工作业务人员有关治疗(包括咨询、麻醉药品管理)方面的培训，监督、指导治疗工作的开展。公安机关负责审核海洛因成瘾者接受治疗的条件，监督治疗工作。对于违反治疗规定仍继续滥用海洛因的人员，按照有关规定送强制戒毒所劳动教养。药品监督管理部门负责辖区内治疗药物运输、供应和使用的监督管理。

**五、实施**

(一) 试点机构审批

1. 资格

试点机构必须是非营利性医疗机构。

2. 申请材料

(1) 社区药物维持治疗机构申请表(附 1)；

(2) 试点机构所在地周围环境及公共设施情况草图；

(3) 试点机构内部布局草图；

(4) 申请单位《医疗机构执业许可证》正副本(复印件)；

(5) 有关规章制度。

3. 审批

省级工作组根据本辖区内的吸毒情况和医疗机构资源情况，确定试点机构的数目和布局。

拟承担试点工作的医疗机构需向省级卫生行政部门提出书面申请，并提供规定的申请材料，符合《社区药物维持治疗机构验收标准》(附 2)的，经省级卫生行政部门初审验收，省级工作组批准上报国家工作组。国家工作组复审符合条件的申请单位，由省级卫生厅(局)发放许可证，并向省级公安机关、药品监督管理部门备案。

(二) 接受治疗者(下称受治者)审批

1. 受治者条件

受治者必须同时具备以下条件：

(1) 经多次戒毒仍未脱瘾的海洛因成瘾者；

(2) 强制戒毒 2 次或劳教戒毒 1 次以上者；

(3) 年龄在 20 周岁以上；

(4) 当地居民且有固定住所;

(5) 具有完全民事行为能力。

已感染艾滋病毒的海洛因成瘾者,具备第 4 项和第 5 项即可接受治疗。

2. 申请材料

(1) 社区药物维持治疗个人申请表附 3);

(2) 驻地公安机关出具的强制戒毒或劳教戒毒证明;

(3) 身份证复印件和 2 张 2 寸免冠照片;

(4) 出示户口本或户口本复印件;

(5) 如果是艾滋病病毒感染者,出示感染的证明。

3. 审批

海洛因成瘾者可以自主或经当地公安机关禁毒部门介绍,向试点机构书面申请接受治疗。

试点机构按照受治者条件对申请者进行初审,将合格者的申请表上报当地公安机关禁毒部门复核。

公安机关复核并签署意见后,试点机构与获准的受治者签订协议书(式样见附 4),并发放统一制作的社区药物维持治疗卡(式样见＜附 5)。

(三) 药物供应审批

本试点工作选用美沙酮口服液作为治疗药物。

美沙酮口服液供应必须根据实际需要,有计划地进行。供应计划由省级工作组提出,上报国家工作组审查批准。国家工作组协调现有的美沙酮口服液生产单位,统一组织已经配制好的美沙酮口服溶液供应各试点机构使用。试点机构不得从其他任何渠道获得美沙酮。

美沙酮口服液生产单位必须严格按照国家工作组核准的计划配制美沙酮口服溶液并供应给各试点机构。美沙酮口服液必须按照国家标准进行配制,确保质量。

(四) 治疗与受治者管理

根据受治者自述使用毒品量和最后一次吸毒时间,确定首次治疗用药的时间和剂量。根据受治者情况,逐步调整,确定维持剂量(详细治疗方案见附 6)。

治疗期间,医师需要定期与受治者交谈,了解其对海洛因的渴求程度,是否出现不适感觉,是否偷吸海洛因,是否合并使用其他药物并将交谈内容记录存档。同时根据情况，给予受治者心理咨询和防病咨询及其他帮教服务。

受治者治疗期间不得继续吸食或注射海洛因及其他毒品。试点机构应定期或不定期对病人进行尿检，观察其是否偷吸毒品。

受治者治疗期间如有下列情况应终止治疗，并报审批机关备案：不遵守制度、无理取闹、干扰正常工作、不服从医师治疗计划、无正当理由不参加治疗、因各种并发症不适宜继续治疗或因难以支付治疗费无法继续治疗等。

试点机构负责日常的治疗工作，包括现场监督受治者服药、心理辅导和防病咨询与服务、尿检、档案及治疗药物的管理；定期向省级工作组书面汇报工作进展情况与存在的问题，及时上报意外事件或事故。

**六、评估**

试点工作的效果评估分为外部评估和内部评估。外部评估由国家工作组组建评估专家组进行评估。内部评估由省级工作组组织人员进行评估。评估将采用定量和定性两种调查方法。评估的主要指标将包括过程指标、效果指标和环境指标。具体评估方案另行制定。

**七、经费**

试点工作经费实行分级承担。中央经费用于集中采购试点工作的治疗药物，全国试点工作的培训、督导和评估。同时，对各试点机构治疗室必备设备的添置给予适当的经费补助。其他经费由地方财政解决。

每位受治者，不论其核定的用药量，每日交付的治疗费用不得超过10元人民币。具体数目将由各省级工作组根据当地的经济条件决定，并报当地物价部门批准。

回收的治疗费，用于治疗药物运输、储存和试点机构维持的日常开支。

**八、管理与监督**

严格按照国家有关的麻醉品管理法规进行管理。对每位受治者都要建立病例档案，资料要严格保密。试点机构每周向省级工作组汇报治疗工作进展情况。各省级工作组每月向国家工作组汇报治疗工作进展情况。

省级工作组定期或不定期到试点现场监督指导试点工作。国家工作组定期或不定期对试点进行抽查，现场监督指导试点工作。对于不合格者，撤销其试点资格。如果发现治疗药物流失，按照国家有关法律、法规，追究单位和个人的法律责任。

国家工作组定期或不定期对各地治疗药物供应和使用情况进行抽查、

监督;省级工作组定期或不定期抽查当地试点机构治疗药物发放记录;试点机构负责人每日负责监督本试点的治疗药物发放和治疗工作。

试点期间,任何单位或个人不得接受新闻部门有关维持治疗方面的采访或提供有关资料。

本方案由国家工作组负责解释。

附 1：社区药物维持治疗机构申请表(略)

附 2：社区药物维持治疗机构验收标准(略)

附 3：社区药物维持治疗个人申请表(略)

附 4：社区药物维持治疗协议书(式样)(略)

附 5：社区药物维持治疗卡(式样)(略)

附 6：社区药物维持治疗方案(略)

# 处理鸦片剂类物质依赖和预防艾滋病方面的替代性维持疗法(摘选)
# 世界卫生组织、联合国毒品和犯罪问题办公室、联合国艾滋病规划署立场文件
# 2004年

鸦片类物质依赖是一种通常需要接受长期治疗和护理的复杂健康状况。当使用被污染的注射器来注射鸦片类物质时,常会伴有很高的感染艾滋病病毒的风险。

替代性维持疗法是针对鸦片类物质依赖最有效的治疗方法之一。它可以通过减少海洛因使用、相关的死亡、艾滋病危险行为和犯罪活动,在很大程度上缩减鸦片类物质依赖给个人及其家庭乃至社会所造成的高额费用。

本立场文件,阐述了使用替代性维持疗法的理由,并列出了用于鸦片类物质替代性维持疗法的药品,并说明了鸦片剂替代性维持疗法的影响。

# 共同合作为吸毒人群提供结核病与艾滋病综合性防治服务的政策指南(摘选)
## 世界卫生组织、联合国毒品和犯罪问题办公室、联合国艾滋病规划署
## 2008年

吸毒人群的艾滋病病毒感染率很高,主要是由不安全的注射行为导致。无论吸毒者是否感染了艾滋病病毒,其结核菌的感染率也升高。艾滋病病毒的感染大大增加了由结核菌潜伏感染发展为活动性结核病的风险。

尽管目前还缺乏所有吸毒人群的艾滋病病毒感染率数据,但估计全球大约有250万注射吸毒者感染了艾滋病病毒。在以注射吸毒为主要传播途径造成艾滋病流行的国家,通常伴随着较高的耐多药结核病患病率。

本指南是为服务于吸毒方式引发的问题最多、感染艾滋病病毒和结核菌的危险性最大,尤其是注射吸毒人群的专业人员而制定。其目的是在吸毒高风险人群和他们的社区中提供一个战略性方法,以减少结核病和艾滋病相关的发病和死亡,促进全面和以患者为中心的服务模式。

## 二、历年《中国禁毒报告》内容节选

### 2018 年中国禁毒报告

**推动戒毒医疗工作持续发展**

国家禁毒办会同公安部、国家卫计委、司法部、人社部起草了《关于加强戒毒医疗服务工作的意见》，协同国家卫计委、食药监总局组织召开戒毒药物维持治疗国家级工作组第四十三次工作会议，会同国家卫计委先后在云南、宁夏、天津和贵州举办了 5 期戒毒药物维持治疗培训班，累计培训门诊工作人员 220 余人，国家卫计委、公安部、食药监总局有关领导分别带队赴陕西、新疆、湖南等省（自治区）督导检查戒毒药物维持治疗工作。截至 2017 年底，全国 29 个省（自治区、直辖市）共设立了 762 个戒毒药物维持治疗门诊，在治人员 14.7 万人，年保持率 83.8%。全国共有戒毒医疗机构（含综合医院的戒毒治疗科室）343 个，年接诊量 60 万人次。

### 2017 年中国禁毒报告

**推动戒毒医疗工作持续发展**

国家禁毒办会同公安部、国家卫生计生委、司法部印发了《关于进一步加强戒毒药物维持治疗与强制隔离戒毒、社区戒毒社区康复衔接工作的通知》，会同国家卫生计生委、食药监总局召开全国戒毒药物维持治疗工作会，举办 6 期戒毒药物维持治疗培训班，累计培训门诊工作人员和基层民警共 500 余人。截至 2016 年底，全国共设立 789 个戒毒药物维持治疗门诊（含 29 辆流动服药车）、600 余个延伸服药点，在治人员 16.2 万人；全国共有 69 家自愿戒毒医疗机构，床位 3 030 张，年均接诊 87.1 万人次。

## 2016年中国禁毒报告

**推动药物维持治疗和戒毒康复场所建设工作科学发展**

国家卫生计生委、公安部、国家食品药品监管总局加强对戒毒药物维持治疗工作的督导和调研，积极研究进一步加强戒毒药物维持治疗与强制隔离戒毒、社区戒毒社区康复衔接工作，通过职能部门间紧密衔接，提升药物维持质量。积极进行国际药物维持治疗经验交流，增进戒毒康复领域的禁毒国际合作。全国共设立维持治疗门诊770个，在治吸毒人17.1万人次，门诊治疗人员年保持率为79.6%。

## 2015年中国禁毒报告

**深入推进戒毒医疗和戒毒药物维持治疗工作**

卫生计生委会同公安部、食品药品监管总局制定《戒毒药物维持治疗工作管理办法》，积极创新工作模式，不断探索完善成瘾干预和康复治疗方案，在提升戒毒医疗水平、巩固戒毒成果、降低毒品危害方面取得新的进展。切实加强戒毒医疗工作专业化建设，持续推进美沙酮药物维持治疗工作。截至2014年底，全国28个省(自治区、直辖市)共设立维持治疗门诊767个，在治吸毒人员18.7万余名，基本建立起覆盖全国毒品危害较为严重地区的维持治疗网络。

## 2014年中国禁毒报告

**深入推进戒毒药物维持治疗工作**

为进一步规范戒毒药物维持治疗工作，确保戒毒药物维持治疗工作健康有序、持续发展，公安部协同食品药品监管总局配合卫计委完成《戒毒药物维持治疗管理办法(征求意见稿)》的起草并征求各地意见。各地禁毒部门坚持把戒毒药物维持治疗作为降低毒品危害的有效途径，积极配合卫生部门深入推进美沙酮药物维持治疗工作。

截至2013年12月底，全国共有763个美沙酮维持治疗门诊开诊（包括29辆流动服药车），累计治疗吸毒人员412 686名，在治人员201 730名，门诊服药人员年保持率为80.0%。

## 2013年中国禁毒报告

### 深入推进戒毒药物维持治疗工作

公安、卫生部门坚持把戒毒药物维持治疗作为降低毒品危害的有效途径，深入推进美沙酮维持治疗工作。积极推广异地服药IC卡制度，解决流动服药人员异地服药难问题。支持吸食海洛因重点地区增设门诊服药延伸点，扩大维持治疗覆盖面，提高在治人员维持率。对戒毒人员实行免费艾滋病毒筛查制度，对感染艾滋病人员提供治疗。截止到2012年底，全国已有28个省、自治区、直辖市开展戒毒药物维持治疗工作，共设立美沙酮维持治疗门诊756个，配备流动服药车30辆；累计参加美沙酮维持治疗的戒毒人员达到38.4万名，在治人员20.8万名，门诊服药年保持率达到80.4%。新发现的艾滋病病毒感染者经吸毒传播所占比例连续多年低于经性传播所占比例。

## 2012年中国禁毒报告

### 积极推动戒毒药物维持治疗工作见新成效

各地区、各有关部门积极推进戒毒药物维持治疗工作，使其在降低毒品危害方面发挥的力量日趋明显。截至2011年底，全国药物维持治疗工作已经扩展到全国28个省（市、区）的719个门诊，配备流动服药车29辆。全国累计在社区参加美沙酮维持治疗的戒毒人员已达33.7万名，门诊稳定治疗13.4万名，年保持率达到72.6%。据统计，目前我国因吸毒感染艾滋病的情况已经开始得到有效遏制，其比例由高峰期2001年的68.7%下降到2011年的38.5%；在新发艾滋病病毒感染者中，经吸毒传播的比例从2006年起开始连续出现低于经性传播人数的比例。根据国家美沙酮工作组调查的数字，95%以上的服药人员对戒毒药物维持治疗工作表示满意。

## 2011年中国禁毒报告

**扩大社区药物维持治疗覆盖面**

在国家社区药物维持治疗工作组的推动下，各地继续推进社区药物维持治疗工作，在吸毒人员相对集中地区开设维持治疗延伸服药点，探索与其他戒毒措施间的有效衔接，扩大了维持治疗覆盖面，提高了维持治疗率。截至2010年底，全国药物维持治疗工作扩展到27个省(区、市)588个区县的700个门诊及200多个延伸服药点，配备流动服药车28辆，累计治疗病人29万名，在治人数13万名，97%登记吸毒人数达500人以上区县开展了社区药物维持治疗工作，巩固了戒毒成果，降低了毒品危害。据统计，参加维持治疗一年后，吸毒人员一个月内有注射吸毒行为的比例从高峰期的78%降至7%，全国累计发现艾滋病毒感染者中经吸毒传播的比例从2009年的32.2%降至24.3%。

## 2010年中国禁毒报告

**深入推进社区药物维持治疗工作**

各地区、各有关部门从降低毒品危害工作出发，进一步加快发展社区药物维持治疗工作。2009年，国家社区药物维持治疗工作组先后5次召开会议，研究推进措施，深入开展联合督导检查，积极推广异地服药IC卡制度，不断完善社区药物维持治疗网络布局，进一步扩大了社区药物维持治疗覆盖面，提高了在治人群的维持率，对于巩固戒毒成果、萎缩毒品消费市场、减少毒品社会危害发挥了重要作用。2009年12月，贵州、云南、湖北、四川、重庆、湖南、陕西、广西、广东、浙江等省(市、区)在治人数均在5 000人以上。浙江等地建立了社区药物维持治疗延伸服药点制度，大大方便了服药人员的维持治疗。截至2009年底，全国药物维持治疗工作扩展到27个省(市、区)的668个门诊,累计治疗病人23.6万名,门诊稳定治疗11万名。

## 2009年中国禁毒报告

### 深入推进社区药物维持治疗工作进一步减轻毒品危害

按照国家禁毒委员会关于加快推进美沙酮社区维持治疗工作的要求,各地公安、卫生行政、食品药品监管等部门积极做好社区药物维持治疗门诊的设置、受治人员审批和监控等工作,推动维持治疗工作取得了长足发展。全国有22个省区市禁毒委员会办公室举办了推进社区药物维持治疗工作的逐级培训工作。浙江省禁毒委员会办公室积极协调省级工作组,召开了全省社区药物维持治疗工作会议,出台了全省设立社区药物维持治疗分点的实施标准。新疆、福建、甘肃等省区公安厅、卫生厅、食品药品监管局组成联合工作调研组,对开展美沙酮药物维持治疗工作情况进行调研和督导,认真研究解决工作中存在的问题。截至2008年底,全国23个省(自治区、直辖市)的门诊共计600个,累计治疗病人17.86万人,门诊稳定治疗9.37万人,有力地促进了戒毒工作成果的巩固,萎缩了毒品消费市场,在降低毒品危害方面发挥了重要的作用。

## 2008年中国禁毒报告

### 不断扩大社区药物维持治疗覆盖面推动降低毒品危害取得新进展

国家禁毒办积极会同美沙酮社区维持治疗工作国家工作组,就扩大覆盖面、降低门诊收费等问题进行研究,加强检查指导,出台了《社区药物维持治疗督导考评工作方案》,重点对云南等省的工作进行了督导评估。各地公安机关积极配合卫生、药监等部门,认真做好社区药物维持治疗门诊的设置、受治人员审批和监控等工作,推动维持治疗工作取得了长足的发展。截至12月底,全国社区药物维持治疗门诊数量已经达到503个,涉及23个省(区、市),累计收治吸毒人员9.8万人,在治5.8万人,在巩固戒毒成果、萎缩毒品消费市场、降低毒品危害方面取得了明显的成效。11月,卫生、公安、药监三部委在江苏无锡市召开了年度工作总结会议和推广交流无锡等地先进经验现场会。12月，国家禁毒办、公安部禁毒局下发了《关于进一步推进社区药物维持治疗工作的通知》，要求已开展维持治疗工作的地区普遍开展培训工作，并举办了全国省级公安禁毒部门推进社区药物维持治疗工作培训班。据卫生部门最新公布的艾滋病疫情显示，截至2007年10月底，累计报告的艾滋病病毒感染者和病人中，注射吸毒传播的占38.5%；在2007年新发艾滋病病毒感染者中，经注射吸毒传播占29.4%，已经大大低于经性传播的比例。

## 2007年中国禁毒报告

**积极推进社区药物维持治疗工作，切实降低毒品危害**

各地卫生、药监、公安等部门从减少毒品危害出发，认真做好吸毒成瘾人员的社区药物维持治疗工作。7月，公安部下发了《关于进一步推进滥用阿片类物质成瘾者社区药物维持治疗工作的通知》，要求各地公安机关积极配合卫生、食品药品监管等部门，确保本地区计划内的治疗点如期开诊，并保证门诊病人达到一定的数量，努力降低脱失率。全国社区药物维持治疗门诊数量从2005年底的128个发展到目前的320余个，涉及22个省（区、市），药物维持治疗人数累计3.7万人，有2.5万人每天坚持服药。

## 2006年中国禁毒报告

**以推进海洛因成瘾者社区药物维持治疗试点工作为突破口　不断萎缩毒品消费市场　降低毒品造成的社会危害**

12月，卫生部、国家食品药品监督管理局和国家禁毒委员会办公室在云南昆明召开了“全国海洛因成瘾者社区药物维持治疗试点工作总结暨现场经验交流会”，总结了近年我国海洛因成瘾者社区药物维持治疗试点工作情况。至2005年底，全国海洛因成瘾者社区药物维持治疗试点门诊已达128个，覆盖全国21个省区市。其中，42个门诊正式开诊，累计为7 000多名海洛因成瘾者提供治疗。上海市禁毒委员会办公室积极引导禁毒社工参与药物维持治疗试点工作，并将试点门诊作为平台，开展对戒毒人员的跟踪帮教。浙江省温州市公安局将基层民警参与试点工作的成效纳入对社区民警的考核指标中。

## 2005年中国禁毒报告

**积极探索戒毒康复模式，进一步提高了禁吸戒毒实效**

国家禁毒委、中国禁毒基金会和北京大学联合举办了以“戒毒康复的理论与实践”为主题的禁毒论坛，深化了对戒毒康复内在规律性的认识，推动了戒毒康复理论的创新与实践。国家禁毒办会同卫生部、国家食品药品监督管理局等部门在10个省(区、市)确定34个门诊开展“海洛因成瘾者社区药物维持治疗”试点工作，召开了药物维持治疗总结与现场经验交流会，先后两次对试点地区公安禁毒部门进行了培训。国家禁毒办与联合国毒品与犯罪问题办公室亚太地区中心联合举办了两期预防复吸培训班。卫生部部署各地对全国自愿戒毒医疗机构进行了清理整顿。云南省公安机关在强制戒毒所内开展戒毒者同伴教育，培训同伴教育者600人次，同伴教育者覆盖的戒毒学员2 400人次。各级司法行政部门继续推广劳教戒毒基本模式，加强对涉毒犯的管理和教育，积极探索涉毒犯分类管理和教育的新方式方法。

## 2004年中国禁毒报告

**积极探索戒毒康复模式，进一步提高了禁吸戒毒实效**

国家禁毒委、中国禁毒基金会和北京大学联合举办了以“戒毒康复的理论与实践”为主题的禁毒论坛，深化了对戒毒康复内在规律性的认识，推动了戒毒康复理论的创新与实践。国家禁毒办会同卫生部、国家食品药品监督管理局等部门在10个省(区、市)确定34个门诊开展“海洛因成瘾者社区药物维持治疗”试点工作，召开了药物维持治疗总结与现场经验交流会，先后两次对试点地区公安禁毒部门进行了培训。国家禁毒办与联合国毒品与犯罪问题办公室亚太地区中心联合举办了两期预防复吸培训班。卫生部部署各地对全国自愿戒毒医疗机构进行了清理整顿。云南省公安机关在强制戒毒所内开展戒毒者同伴教育，培训同伴教育者600人次，同伴教育者覆盖的戒毒学员2400人次。各级司法行政部门继续推广劳教戒毒基本模式，加强对涉毒犯的管理和教育，积极探索涉毒犯分类管理和教育的新方式方法。

## 2003年中国禁毒报告

**进行强制戒毒与矫治康复相结合的试点工作，完善适合中国特点的禁吸戒毒模式**

为积极稳妥地推进社区药物维持治疗试点工作，卫生部、公安部、国家食品药品监督管理局联合下发了《海洛因成瘾者社区药物维持治疗试点方案》，初步确定在云南、四川、贵州、浙江、广西的8个社区进行试点工作，并在浙江省温州市举办了第一期试点单位培训班。

## 2002年中国禁毒报告

**不断深化禁吸戒毒工作**

卫生部门进一步规范和加强了自愿戒毒工作，目前全国有自愿戒毒医疗机构248个，戒毒治疗床位的一万张。云南省禁毒部门在长期实践的基础上，探索了“外循环”转“内循环”的戒毒康复之路，即戒毒人员完成生理脱毒之后，转往劳动康复农场进行生产劳动，既增强了戒毒效果，又减少了社会面上的发案率。国家禁毒办、卫生部6月成立了“预防因吸毒引发艾滋病感染”多部门工作组，8且在贵州召开了工作组第一次会议，通过了工作组章程和近期工作重点。国家禁毒办、卫生部、司法部共同编写了《公安司法人员减少危害培训手册》，并于10月份组织部分省区市禁毒人员赴香港就禁毒与艾滋病预防控制内容进行了培训。

# 后 记

本书是笔者在2014年博士后出站研究工作报告基础上修改完成的。笔者在实地调查期间得到了2018年已故的第十届全国政协常委、政协甘肃省委员会原副主席俞正和甘肃省卫计委、临夏回族自治州委等有关领导的支持帮助，感谢戒毒药物维持治疗工作甘肃省工作组办公室暨省卫计委疾控处、甘肃省疾控中心、甘肃省公安厅禁毒总队、甘肃省司法厅劳教（戒毒）局、甘肃省食品药品监督管理局药品医疗器械安全监测与评价中心、甘肃省禁毒协会、甘肃省性艾协会等相关专家与工作人员的协助和指导。

田野调查所涉及的三家美沙酮门诊的负责人及其医护人员给我留下了深刻印象，我们之间结下了宝贵友谊。在访谈服药吸毒人员过程中，我对药物滥用（吸毒）成瘾的复杂性和戒断复杂性、长期性、社会性有了非常深刻的认识。

在站期间的学习、工作、生活平实但充满欣喜。燕园的风光让人沉醉其中，畅春园的宁静让人深思熟虑，沙滩红楼的历史让人驻足许久，理科5号楼前马寅初先生的塑像、图书馆中费孝通先生求学燕大论文手迹《亲迎婚俗之研究》等都让后学心生敬仰。系里定期举办的“学术午餐会”、站里定期举办的“博士后沙龙”、医学部公共教学部定期举办的“医学人文研究院学术沙龙”和“首届医学人类学及医学人文研究方法”工作坊，总能让我收获跨学科知识，开拓视野。此外在香港中文大学中国研究服务中心的一个月访学，让我有机会进一步查找到大量中外文献资料，探访了部分位于九龙和沙田的美沙酮诊所。

合作导师长江学者特聘教授邱泽奇老师治学严谨，言辞犀利，目光独特且敏锐，拥有全球学术视野，学术进取心甚高，他在每次读书会上的言教都使我有很大收获。邱老师的创新、思辨和跨学科意识极强，时常让我感佩，亦为我研究工作的动力。我时常拿出邱老师的文章、著译作，在桌案上静静品读字里行间的微言大义，每次都有无尽的启发。邱老师还在其撰写的纪念费孝通先生的著作和论文上题字留念以为赠，于我是很好的鼓励。

感谢参加出站答辩的陆杰华、周云、卢云峰、刘谦（中国人民大学）等老师们给予的意见和建议。感谢系/站于惠芳、崔佳、智庆民等工作人员的帮助。

系里诸位老师和各位站友都是我的良师，大家的勤奋、智慧和对学术孜孜不倦的探索精神给我留下了深刻印象。雷洁琼先生和费孝通先生提倡和重视实地调查研究的学术态度，是全系师生前行的座右铭，亦是我的学术信条。

医患关系与药物滥用防治研究一直是国家、社会与学术界关注的焦点和热点问题，病痛叙述是医学人类学研究涉及复杂医患关系和医疗情境的关键研究工具或研究范式。本次研究的对象和所运用的研究方法都是基于医学人类学与医学社会学相关核心研究概念和研究方法的实践。探索与研究永无止境，研究的结论就是新的研究起点，愿这次研究工作能为学界同仁有关研究工作起到点滴启发和抛砖引玉的作用。

张 宁

2020 年 6 月

**图书在版编目(CIP)数据**

在毒品抑或药物背后 ：基于社区戒毒药物维持治疗门诊的实证研究 / 张宁著 .— 上海 ：上海社会科学院出版社，2020
ISBN 978-7-5520-0898-2

Ⅰ.①在… Ⅱ.①张… Ⅲ.①社区—戒毒—药物疗法—研究—中国 Ⅳ.①R163

中国版本图书馆 CIP 数据核字(2020)第 210566 号

**在毒品抑或药物背后**
——基于社区戒毒药物维持治疗门诊的实证研究

著　　者：张　宁
责任编辑：董汉玲
封面设计：裘幼华
出版发行：上海社会科学院出版社
上海顺昌路 622 号　邮编 200025
电话总机 021-63315947　销售热线 021-53063735
http://www.sassp.cn　E-mail：sassp@sassp.cn
排　　版：南京展望文化发展有限公司
印　　刷：上海天地海设计印刷有限公司
开　　本：710 毫米×1010 毫米　1/16
印　　张：13.25
字　　数：207 千字
版　　次：2020 年 11 月第 1 版　　2021 年 5 月第 2 次印刷

ISBN 978-7-5520-0898-2/R·059　　定价：68.00 元